U0255157

Unified Protocol for Transdiagnostic
Treatment of Emotional Disorders in Adolescents: Workbook

青少年情绪障碍
跨诊断治疗的统一方案
自助手册

[美]
吉尔·埃伦赖希-梅（Jill Ehrenreich-May）
萨拉·M.肯尼迪（Sarah M. Kennedy）
杰米·A.舍曼（Jamie A. Sherman）　　著
香农·M.贝尼特（Shannon M. Bennett）
戴维·H.巴洛（David H. Barlow）

王建平　朱雅雯　李荔波　殷炜珍　等　译

中国轻工业出版社

图书在版编目（CIP）数据

青少年情绪障碍跨诊断治疗的统一方案：自助手册／（美）吉尔·埃伦赖希-梅（Jill Ehrenreich-May）等著；王建平等译. —北京：中国轻工业出版社，2022.9（2025.3重印）

ISBN 978-7-5184-3995-9

Ⅰ. ①青… Ⅱ. ①吉… ②王… Ⅲ. ①青少年－情绪障碍－诊疗－手册 Ⅳ. ①R749.4-62

中国版本图书馆CIP数据核字（2022）第095106号

版权声明

Copyright © Oxford University Press 2018
All rights reserved.
Unified Protocol for Transdiagnostic Treatment of Emotional Disorders in Adolescents: Workbook was originally published in English in 2018. This translation is published by arrangement with Oxford University Press. Beijing Multi-Million New Era Culture and Media Company, Ltd. is solely responsible for this translation from the original work and Oxford University Press shall have no liability for any errors, omissions or inaccuracies or ambiguities in such translation or for any losses caused by reliance thereon.

　　保留所有权利。非经中国轻工业出版社"万千心理"书面授权，任何人不得以任何方式（包括但不限于电子、机械、手工或其他尚未被发明或应用的技术手段）复印、拍照、扫描、录音、朗读、存储、发表本书中任何部分或本书全部内容，以及其他附带的所有资料（包括但不限于光盘、音频、视频等）。中国轻工业出版社"万千心理"未授权任何机构提供源自本书内容的电子文件阅览、收听或下载服务。如有此类非法行为，查实必究。

责任编辑：孙蔚雯　　　责任终审：张乃柬
策划编辑：孙蔚雯　　　责任校对：刘志颖　　　责任监印：吴维斌

出版发行：中国轻工业出版社（北京鲁谷东街5号，邮编：100040）
印　　刷：三河市鑫金马印装有限公司
经　　销：各地新华书店
版　　次：2025年3月第1版第4次印刷
开　　本：850×1092　1/16　印张：8.5
字　　数：90千字
书　　号：ISBN 978-7-5184-3995-9　　定价：38.00元
读者热线：010-65181109
发行电话：010-85119832　　010-85119912
网　　址：http://www.chlip.com.cn　http://www.wqedu.com
电子信箱：1012305542@qq.com
版权所有　侵权必究
如发现图书残缺请拨打读者热线联系调换
250307Y2C104ZYW

Unified Protocol for Transdiagnostic
Treatment of Emotional Disorders in Adolescents: Workbook

青少年情绪障碍
跨诊断治疗的统一方案
自助手册

[美]
吉尔·埃伦赖希-梅（Jill Ehrenreich-May）
萨拉·M. 肯尼迪（Sarah M. Kennedy）
杰米·A. 舍曼（Jamie A. Sherman） 著
香农·M. 贝尼特（Shannon M. Bennett）
戴维·H. 巴洛（David H. Barlow）

王子弋　王建平　朱雅雯　李荔波　余　萌
张维念　迪丽热巴·地力夏提　殷炜珍　谢　童　译

（按笔画排序）

中国轻工业出版社

译 者 序

自《情绪障碍跨诊断治疗的统一方案——治疗师指南》（*Unified Protocol for Transdiagnostic Treatment of Emotional Disorders: Therapist Guide*）和《情绪障碍跨诊断治疗的统一方案——自助手册》（*Unified Protocol for Transdiagnostic Treatment of Emotional Disorders: Workbook*）中文版的翻译出版已经过去 8 年了。这套书已经成为我国认知行为治疗师学习的必读书籍，对我国认知行为治疗的发展起了重要的推动作用。这些年来，经过不断研究，该疗法也有了很大的发展：效果证据不断累积；干预方式得到改进；适用人群得到拓宽。统一方案[1]已经在认知行为治疗的大伞下站稳了脚跟，是认知行为治疗大家族中非常重要的一分子。对不同情绪障碍进行统一治疗的方式以及结构化的特点使其操作性强、效率高，因此受到了从业者的欢迎。

如今这套儿童和青少年版的情绪障碍跨诊断治疗的统一方案是统一方案最新研究和实践成果的体现，其中包括《儿童和青少年情绪障碍跨诊断治疗的统一方案——治疗师指南》（*Unified Protocols for Transdiagnostic Treatment of Emotional Disorders in Children and Adolescents: Therapist Guide*）、《儿童情绪障碍跨诊断治疗的统一方案——自助手册》（*Unified Protocol for Transdiagnostic Treatment of Emotional Disorders in Children: Workbook*）和《青少年情绪障碍跨诊断治疗的统一方案——自助手册》（*Unified*

---

[1] 情绪障碍跨诊断治疗的统一方案的简称。相应地，儿童和青少年情绪障碍跨诊断治疗的统一方案简称为儿童统一方案、青少年统一方案或儿童和青少年统一方案。——译者注

Protocol for Transdiagnostic Treatment of Emotional Disorders in Adolescents: Workbook）。对儿童和青少年的心理治疗一直是业界关注的焦点，这套书籍的出版将使认知行为治疗师有机会学习一种与儿童和青少年工作的新思路，并可以按照这套书的结构进行灵活应用。我很高兴，也很荣幸为大家推荐这套书籍。

儿童和青少年统一方案包括如下特点。

1. 实用性强，对儿童和青少年的父母的指导和帮助尤其细致。这套书详细介绍了治疗理念和技术、整体治疗结构和步骤，并附有相应的表格和系统的练习指导。读者按照书中的内容和步骤即可开展治疗。书中还有专门给儿童和青少年及其父母的心理教育材料及各种工作表，可以直接用于治疗。

2. 专门针对有情绪障碍的儿童和青少年，包括各类焦虑和抑郁障碍，比如伴随或不伴随场所恐惧的惊恐障碍、社交焦虑、广泛性焦虑障碍、创伤后应激障碍、强迫障碍和重性抑郁障碍。统一方案也适用于

与情绪障碍密切相关的疾病，如疑病症以及其他由过多关注健康而引发的焦虑问题和解离体验（现实感缺失）。

3. 体现儿童和青少年的发展特点。比如依据儿童和青少年的认知水平、情绪觉察能力和动机水平进行针对性干预。使用符合儿童和青少年发展水平的语言和材料，引入父母总结表和父母模块，将对儿童和青少年的治疗效果最大化。

4. 内容和形式可灵活调整。在内容上，模块化的结构让治疗师可以根据实际需要只选择其中某一个或某几个模块；还可以根据来访者的个人情况随时调整治疗进度的快慢。在形式上，青少年统一方案以个体治疗为基础开发而成，但可以经过改编而适用于团体治疗情境。儿童统一方案则以团体形式开发而成，但未来也有运用在个体咨询上的可能性，不过需要更多的研究。

《儿童和青少年情绪障碍跨诊断治疗的统一方案——治疗师指南》共有23章：第1—9章为青少年统一方案，第10—

22 章为儿童统一方案，第 23 章为统一方案的"变式与改编"。《儿童情绪障碍跨诊断治疗的统一方案——自助手册》共 17 章，《青少年情绪障碍跨诊断治疗的统一方案——自助手册》共 8 章。三本书的翻译全部由我和我的硕士生和博士生完成。我们专门成立了翻译的项目协作组，译者在翻译的过程中可以将疑问及时上报，项目组有专人进行确认和校对，然后反馈给译者。在这个过程中，我们充分利用了移动互联网的便捷性，当一个术语的译法被确定后，所有译者可以通过共享马上知晓，以此保证了全书术语的统一。遇到一些难以确定的词语，我们会进行更大范围的讨论和更仔细的斟酌。在翻译本书时，一个很大的挑战是语言表达的本土化。原书采用了一些缩写，如 CLUES[1] 技术，西方来访者很容易理解这个单词是"线索"的意思，提示来访者要像侦探一样寻找线索，从而记住每个字母对应的技术。但如果进行直译，并不能帮助中国的来访者记住对应的技术。因此，我们采用了谐音法，根据 CLUES 技术中的关键词，

将其翻译为"感想真轻松"技术。

每个译者都为本书的翻译定稿付出了很多心血。我的博士生李荔波（宁波大学科学技术学院）和我一起制订了这套书的翻译计划，监督翻译进程，确定关键译法，进行多轮校对统稿。

在本书的翻译中，我的硕士毕业生殷炜珍（广州医科大学附属脑科医院）负责初步统稿和翻译质量把控。各章具体的翻译执笔分工如下：导言，朱雅雯；第 1 章，张维念；第 2 章，王子弋；第 3 章，谢童；第 4 章，余萌；第 5 章和第 6 章，殷炜珍；第 7 章和第 8 章，迪丽热巴·地力夏提。

在翻译两本自助手册时，西北师范大学的朱雅雯副教授也参与了翻译进程监督和多次统稿的工作。为了使治疗师指南和两本自助手册的术语保持一致，确保翻译可靠、可读，在初稿完成后，我们又一起做了大量的校对、统稿工作。在此，我对译者们负责的态度和辛勤的工作表达深深的谢意。

特别感谢本书作者吉尔·埃伦赖希-

---

[1] CLUES 是 consider how I feel（观察我的感受）、look at my thoughts（看看我的想法）、use detective thinking & problem solving（使用侦探思维和问题解决）、experience my emotions（体验我的情绪）、stay healthy and happy（保持放松快乐）的缩写。——译者注

梅（Jill Ehrenreich-May）博士和戴维·H. 巴洛（David H. Barlow）博士为中文版专门作序。巴洛博士是统一方案的创始人，目前已经退休，但仍然在思考如何进一步发展统一方案以帮助更多的来访者。埃伦赖希－梅博士在儿童和青少年群体中对统一方案的实践和探索为全世界患有情绪障碍的儿童和青少年带来了更多的希望。

最后还要感谢"万千心理"和孙蔚雯编辑为本书的出版所做的努力。

尽管我们尽力做到最好，但由于能力和水平有限，译作中难免有不当之处，敬请各位专家和读者批评指正。另外，由于文化不同，本书在我国进行实践运用时，会遇到一些问题，需要使用者根据具体情况进行调整。希望您能将对本书的意见和使用心得反馈给我们，我的邮箱是：wjphh@bnu.edu.cn。在此，先向您致以真诚的感谢！

王建平

2021 年 12 月

中文版序

流行病学研究表明，心境障碍、焦虑障碍以及相关的情绪障碍是世界上最普遍的心理健康问题（Barlow，Durand，& Hofmann，2018；Kessler，Berglund，Demler，Jin，& Walters，2005；Kessler，Chiu，Demler，& Walters，2005）。为了治疗这些常见的、花费巨大的、使人衰弱的疾病，心理干预研究主要集中在循证疗法的有效性上，包括认知行为治疗和其他短程干预，如人际心理治疗（interpersonal psychotherapy，IPT）。第五版《精神障碍诊断与统计手册》（*The Diagnostic and Statistical Manual of Mental Disorders*，DSM；American Psychiatric Association，2013）和第十一版《国际疾病分类》（*International Classification of Diseases*，ICD；World Health Organization，2019）定义了心理障碍的概念和类别。在此基础上，许多具有针对性的治疗手册被开发出来，以应对不同的焦虑、抑郁和其他相关症状。因此，对于每一种障碍，治疗师通常都要用到与之对应的治疗师指南、自助手册和治疗方案。这不仅花费了大量的精力和金钱，而且导致对治疗师的很大一部分训练集中在熟悉每种治疗方案上。此外，治疗手册操作起来比较复杂是对于向更多临床工作者推广造成阻碍的一个原因（e.g. Barlow，Levitt，& Bufka，1999；McHugh & Barlow，2012）。在临床上，青少年出现共病以及面对多个环境压力源已成为一种常态，而不是例外（Beesdo et al.，2009；Costello et al.，2003；Ghandour et al.，2019；Lavigne et al.，2015），高达75%的青少年存在共病（Storch et al.，2016）。在为青少年匹配循证疗法时，横向共病（例如，同时患有一种以上的疾病）和与发育顺序相关的纵向共病（例如，按照可预测的发展顺序，在出现一种疾病之前存在另一种疾病）也可能是需要考虑的相关因素（Hankin et al.，2016）。除非这些疗法对使用者来说更加友好，具有成本效益并适用于临床环境中青少年的典型表现，否则大多数临床工作者不太可能充分理解或接触到这些循证技术。

心境障碍和焦虑障碍治疗的最新进展之一是，一种原本适用于某一种障碍的干预方法被开发为适用于整个障碍类别（如情绪障碍）的方法。其中一种"跨诊断"治疗，即情绪障碍跨诊断治疗的统一方案（Unified Protocol for Transdiagnostic Treatment of Emotional Disorders，简称 UP；Barlow, Farchione et al.，2018；Barlow, Sauer-Zavala, et al.，2018；Barlow, Farchione et al.，2013），是基于认知和情绪科学发展成果研发的（e.g.，Barlow，2002；Bouton, Mineka, & Barlow，2001；Gross，2014；Hofmann, Ellard, & Siegle，2012）。该方案还为儿童和青少年进行了调整和修改，由此形成了儿童和青少年情绪障碍跨诊断治疗的统一方案（Ehrenreich-May et al.，2018）。该方案是基于多个研究领域的实证证据制定的。这些证据表明，情绪障碍（如焦虑障碍、心境障碍和其他相关障碍）可能具有共同的潜在维度，而且它们比现有的诊断标准更重要（Bullis, Boettcher, Sauer-Zavala, Farchione, & Barlow，2019）。这些共同的维度体现为情绪障碍的高度共病。尽管所采用的疗法仅针对一种障碍进行治疗，共病也会得到改善。而且，焦虑障碍和抑郁障碍患者存在相似的大脑结构和功能异常（Etkin & Wager，2007；Holmes et al.，2012；Marchette & Weisz，2017）。

其他的研究结果支持存在一种更高等级的气质因素，通常被称为神经质（neuroticism），它可能在所有的情绪障碍中都存在。神经质的特征是频繁地经历强烈的情感或情绪，并伴有强烈的生理感觉和认知，它们被认为是不可忍受的，而且在功能上与情感体验有紧密的关联（Barlow, Sauer-Zavala, Carl, Bullis, & Ellard，2014）。高度神经质的儿童、青少年和成人常常出现更强烈的负性情感（Tonarely et al.，2020；Sauer-Zavala & Barlow，2021），因此他们会比其他人更频繁地体验到强烈的情绪，如害怕、焦虑、伤心和 / 或愤怒。在对这些强烈的情绪做出反应时，高度神经质的人会变得痛苦、焦虑和不安。虽然孩子不一定能表达出这种痛苦，但他的行为或表情可能表明，这样的情绪体验对他来说是非常难以忍受的。为了减轻这种痛苦，个体通常会抑制行动、回避、逃离、分散注意力，或以其他方式控制这些不舒服的感觉。随着时间的推移，这些行为会被负强化，因为当个体回避或逃离强烈的情绪以及引发它们的情境时，这些不舒服的感觉就会消失。高度神经质的儿童或青少年可能在其所处环境的不同诱发因素下和不同情绪状态下表现出这种行为模式，导致他们有可能患上各种情绪障碍中的任何一种。因此，统一方案的重点是治疗神经质本身。除了治疗青少年的神经质外，青少年统一方案和儿童统一方案还指导家长在面对孩子的苦恼时，觉察自己的情绪性行为，并强化孩子有益而非回避的行为。

青少年统一方案是与成人统一方案一起开发的，早于儿童统一方案。青少年统一方案聚焦在与成人统一方案类似的核心原则上，但以一种对青少年友好的形式使用这些原则。虽然没有明确的实证指南告诉我们，对于年龄较大的青少年和刚进入成年期的年轻人，到底该使用青少年统一方案还是成人统一方案，但是治疗师

在决定使用哪种干预方案时，应该考虑患者的认知水平、发展水平、生活状况（例如，患者是否与父母或其他照料者住在一起），以及父母的养育方式对患者症状的影响程度。开放试验、多基线和随机对照试验的研究均表明，青少年统一方案对改善焦虑和抑郁症状是有效的（Ehrenreich-May et al.，2017；Ehrenreich，Goldstein，Wright，& Barlow，2009；Trosper，Buzzella，Bennett，& Ehrenreich，2009）。青少年统一方案最初使用多基线设计进行验证，纳入了 3 名主要是焦虑障碍或抑郁障碍的青少年（12—17 岁）。这些青少年在接受治疗后，情绪障碍症状显著减少，且疗效在 6 个月后随访时仍然保持（Ehrenreich et al.，2009）。这些发现初步证明了青少年统一方案对改善情绪障碍症状的有效性（Ehrenreich et al.，2009）。在一项与等待组比较的随机对照试验中，51 名主要患有焦虑或抑郁障碍的青少年（12—17 岁）被随机分配到青少年统一方案组或等待控制组。与等待控制组相比，接受青少年统一方案干预的青少年在第 8 周时和完成治疗后，症状的严重程度显著更低，且整体改善显著更大（Ehrenreich-May et al.，2017）。在这

项试验中，青少年和家长评定的结果也有改善，不过其程度低于临床工作者评定的结果（Ehrenreich-May et al.，2017）。埃伦赖希－梅等人（Ehrenreich-May et al.，2017）也评估了治疗期间和治疗后的变化率，发现青少年统一方案组的患者在治疗期间和治疗后的效果指标均有显著改善，尽管治疗后的改善速度低于治疗期间的。与这些发现相似，奎茵、巴洛和埃伦赖希－梅（Queen，Barlow，& Ehrenreich-May，2014）也发现，在开放试验和随机对照试验中纳入的青少年，都在治疗后出现了焦虑和抑郁症状持续改善的模式。

先前的研究发现，儿童统一方案对改善 7—12 岁儿童的焦虑和抑郁症状是有效的。儿童统一方案最初是作为青少年焦虑和抑郁的跨诊断团体预防项目（transdiagnostic group prevention program）而研发的（Ehrenreich-May & Bilek，2011）。这个项目最初在一个趣味夏令营的背景下探究了情绪侦探预防项目（Emotion Detectives Prevention Program，EDPP）的效用。情绪侦探预防项目由 15 次会谈构成，是对统一方案的深入拓展，也是统一方案的预防工作框架。该预防项目从现有的趣味运动营招募了 40 名儿童（7—

10 岁）。完成该项目的参与者报告焦虑症状显著减少了，参与者的满意度在中等到很高之间（Ehrenreich-May & Bilek，2011）。情绪侦探预防项目随后被改编为适用于情绪障碍儿童的团体干预方案，以专门贴合临床群体，并且让家长最大程度地参与其中，这在情绪侦探预防项目中是比较少见的（Ehrenreich-May & Bilek，2012）。一项对儿童统一方案的初步开放试验纳入了 22 名主要被诊断为焦虑障碍的 7—12 岁儿童（共病或者不共病抑郁症状／障碍），他们完成了儿童统一方案的 15 次治疗。研究者发现，从治疗前到治疗后，治疗师评定患儿的焦虑和抑郁症状有显著改善，而且效应值很大（Ehrenreich-May & Bilek，2012）。肯尼迪、比莱克和埃伦赖希－梅（Kennedy，Bilek，& Ehrenreich-May，2019）对 47 名患有各种情绪障碍（包括焦虑障碍、抑郁障碍和强迫相关障碍）的儿童进行了儿童统一方案的随机对照试点试验。这些儿童被随机分配，要么接受儿童统一方案治疗，要么接受以焦虑为中心的团体认知行为干预［酷孩子项目（Cool Kids）；Lyneham，Abbott，Wignall，& Rapee，2003］。这些儿童在治疗开始前、治疗

8 周后（治疗中期）和治疗 16 周后（治疗后）接受了评估。两组儿童在儿童自评和父母评定的焦虑症状上都有显著减少；然而，接受儿童统一方案治疗的儿童在父母评定的儿童抑郁症状方面呈现了更线性的改善轨迹，在父母评定的儿童悲伤失调和认知重评方面，从治疗前到治疗后也有更大的改善（Kennedy et al.，2019）。这些研究结果表明，儿童统一方案在缓解焦虑症状方面的疗效与已成熟的针对焦虑的团体治疗的疗效一样，而且儿童统一方案在解决抑郁症状和情绪调节方面具有额外的益处，这优于针对焦虑的治疗。肯尼迪等人（Kennedy，Tonarely，Sherman，& Ehrenreich-May，2018）在验证儿童统一方案是否可以治疗一系列情绪障碍时发现，社交焦虑障碍诊断是儿童统一方案治疗效果欠佳的唯一显著预测因素，这与其他许多认知行为疗法（Cognitive-Behavioral Therapy，CBT）手册的情况一致。这一发现指明了儿童统一方案潜在的修订方向，即对于存在社交焦虑的患者，要在治疗早期处理社交焦虑，包括在治疗早期更多地聚焦在暴露上，将社交技能工作整合到干预中，创造更多的同伴暴露的机会，以及考虑延长治疗过程等。在

美国和澳大利亚，正在进行或最近完成的研究评估了青少年统一方案在社区精神健康诊所的有效性。在西班牙，一项将青少年统一方案改编成通用的、基于课堂的预防干预方案正在进行干预组和等待组的随机对照研究（García-Escalera et al.，2017；Jensen-Doss et al.，2018）。

儿童统一方案和青少年统一方案包括了基于循证的治疗策略，有助于帮助儿童和青少年来访者更好地生活。治疗师指南的内容涵盖了如何让父母参与治疗和如何指导家长，从而使这些治疗技术被青少年长期吸收。这种治疗是独特的，因为它采取了一种跨诊断的方法来治疗情绪障碍。青少年统一方案或儿童统一方案可能针对的一些障碍包括但不限于焦虑障碍（例如，广泛性焦虑障碍、社交焦虑障碍、分离焦虑障碍、特定恐惧症、惊恐障碍、疾病焦虑障碍和场所恐惧症）和抑郁障碍（例如，持续性抑郁障碍和重性抑郁障碍）。这种治疗方法也足够灵活，适用于一些创伤和应激相关障碍（包括适应障碍）、躯体症状障碍、抽动障碍和强迫障碍。事实上，在这些治疗中，循证干预技术的跨诊断表征可能对出现一系列其他问题类型的儿童和青少年特别有用，而治疗

神经质对这些问题类型可能也有帮助〔见埃伦赖希－梅和肯尼迪（Ehrenreich-May & Kennedy，2021）关于儿童统一方案和青少年统一方案改编的综述〕。研发这种跨诊断疗法的重要前提是，在与儿童和青少年患者工作时，选择循证疗法更容易，因为儿童和青少年患者通常会出现一系列情绪和行为问题，而不是 DSM 分类系统中的单一障碍。那些掌握了统一方案核心的跨诊断要素的治疗师的经验告诉我们，要应对多种不同的问题，学会这些就足够了。

王建平博士在 2006—2007 年是美国焦虑及其相关障碍中心（Center for Anxiety and Related Disorder，CARD）的访问教授，她曾和统一方案的研发者戴维·H. 巴洛博士以及儿童和青少年统一方案的研发者吉尔·埃伦赖希－梅博士一起工作。尤其值得一提的是，在与巴洛博士一起工作时，王建平博士系统地掌握了统一方案。她将所学到的知识带回了中国大陆，并推广了这种疗法。此外，她还与一群专业人士一起进行认知行为治疗的培训和书籍翻译。2008 年以来，王教授的团队已经翻译了《变态心理学》《焦虑障碍与治疗》以及牛津大学出版社"有效的疗法"系列丛书，共计 17 本（包括成人版的《情绪障碍跨诊断治疗的统一方案——治疗师指南》和《情绪障碍跨诊断治疗的统一方案——自助手册》）。我们希望中国其他的临床工作者也能感受儿童和青少年统一方案带来的效果，希望本套书中叙述的许多不同的应用能为临床工作者的日常实践提供有用的范例。

吉尔·埃伦赖希－梅（Jill Ehrenreich-May）博士

美国佛罗里达州迈阿密大学

戴维·H. 巴洛（David H. Barlow）博士

美国马萨诸塞州波士顿大学

2021 年 10 月

参考文献

American Psychiatric Association. (2013). *Diagnostic and statistical manual of mental disorders* (5th ed.).

Barlow, D. H. (2002). *Anxiety and its disorders: The nature and treatment of anxiety and panic* (2nd ed.). New York: Guilford Press.

Barlow, D. H., Durand, V. M., & Hofmann, S. G. (2018). *Abnormal psychology: An integrative approach* (8th ed.). Belmont, CA: Wadsworth, Cengage Learning.

Barlow, D.H., Farchione, T.J., Bullis, J. R., Gallagher, M. W., Murray-Latin, H., Sauer-Zavala, S...., & Cassiello-Robbins, C. (2017). The unified protocol for transdiagnostic treatment of emotional disorders compared with diagnosis-specific protocols for anxiety disorder: A randomized clinical trial. *JAMA Psychiatry, 74*, 878–84.

Barlow, D. H., Farchione, T. J., Ellard, K. K., & Allen, L. B.(2013). 情绪障碍跨诊断治疗的统一方案：治疗师指南（王辰怡，尉玮，闫煜蕾，谢秋媛译）. 北京：中国轻工业出版社.

Barlow, D. H., Farchione, T. J., Sauer-Zavala, S., Latin, H., Ellard, K. K., Bullis, J. R....& Cassiello-Robins, C. (2018). *Unified Protocol for Transdiagnostic Treatment of Emotional Disorders: Therapist guide.* (2nd ed.). New York, NY: Oxford University Press.

Barlow, D. H., Levitt, J. T., & Bufka, L. F. (1999). The dissemination of empirically supported treatments: A view to the future. *Behaviour Research and Therapy, 37*, S147–S162.

Barlow, D.H., Sauer-Zavala, S., Carl, J.R., Bullis, J.R., & Ellard, K.K. (2014). The nature, diagnosis, and treatment of neuroticism: Back to the future. *Clinical Psychological Science, 2*(3), 344–365.

Barlow, D. H., Sauer-Zavala, S., Farchione, T. J., Latin, H., Ellard, K. K., Bullis, J. R. ...& Cassiello-Robins, C. (2018). *Unified Protocol for Transdiagnostic Treatment of Emotional Disorders: Patient workbook.* (2nd ed.). New York, NY: Oxford University Press.

Beesdo, K., Knappe, S., & Pine, D. S. (2009). Anxiety and anxiety disorders in children and adolescents: developmental issues and implications for DSM-V. *The Psychiatric clinics of North America, 32*(3), 483–524.

Bilek, E. L., & Ehrenreich-May, J. (2012). An open trial investigation of a transdiagnostic group treatment for children with anxiety and depressive symptoms. *Behavior Therapy, 43*(4), 887–897.

Bouton, M. E., Mineka, S., & Barlow, D. H. (2001). A modern learning-theory perspective on the etiology of panic disorder. *Psychological Review, 108*, 4–32.

Bullis, J., Boettcher, H., Sauer-Zavala, S.,

Farchione, T. J., & Barlow, D. H. (2019). What is an emotional disorder?: A transdiagnostic mechanistic definition with implications for assessment, treatment, and prevention. *Clinical Psychology Science and Practice.*

Costello, E. J., Compton, S. N., Keeler, G., & Angold, A. (2003). Relationships Between Poverty and Psychopathology: A Natural Experiment. *JAMA: Journal of the American Medical Association, 290*(15), 2023–2029.

Ehrenreich-May, Jill & Bilek, Emily. (2011). Universal Prevention of Anxiety and Depression in a Recreational Camp Setting: An Initial Open Trial. *Child & youth care forum. 40.* 435–455.

Ehrenreich, J. T., Goldstein, C. M., Wright, L. R., & Barlow, D. H. (2009). Development of a Unified Protocol for the Treatment of Emotional Disorders in Youth. *Child & family behavior therapy, 31*(1), 20–37.

Ehrenreich-May, J., & Kennedy, M. S. (2021). *Applications of the unified protocols for transdiagnostic treatment of emotional disorders in children and adolescents.* Oxford University Press.

Ehrenreich, J. T., Queen, A. H., Bilek, E. L., Remmes, C. S., & Marciel, K. K. (2013). Unified protocols of the treatment of emotional disorders in children and adolescents. In J. Ehrenreich-May, & B. C. Chu (Eds.), *Transdiagnostic treatments for children and adolescents: Principles and practice* (pp. 267–292). New York: Guilford Publications.

Ehrenreich-May, J., Rosenfield, D., Queen, A.H., Kennedy, S.M., Remmes, C.S., & Barlow, D.H. (2017). An initial waitlist-controlled trial of the unified protocol for the treatment of emotional disorders in adolescents. *Journal of anxiety disorders, 46*, 46–55.

Erickson, D. H. (2003). Group cognitive behavioural therapy for heterogeneous anxiety disorders. *Cognitive Behaviour Therapy, 32,* 179–186.

Erickson, D. H., Janeck, A., Tallman, K. (2007). Group cognitive-behavioral group for patients with various anxiety disorders. *Psychiatric Services, 58,* 1205–1211.

Etkin, A., & Wager, T. D. (2007). Functional neuroimaging of anxiety: a meta-analysis of emotional processing in PTSD, social anxiety disorder, and specific phobia. *American Journal of Psychiatry, 164,* 1476–1488.

García-Escalera, J., Valiente, R. M., Chorot, P., Ehrenreich-May, J., Kennedy, S. M., & Sandín, B. (2017). The Spanish Version of the Unified Protocol for Transdiagnostic Treatment of Emotional Disorders in Adolescents (UP-A) Adapted as a School-Based Anxiety and Depression Prevention Program: Study Protocol for a Cluster Randomized Controlled Trial. *JMIR research protocols, 6*(8), e149.

Garcia, M. S. (2004). Effectiveness of cognitive

behavioural group therapy in patients with anxiety disorders. *Psychology in Spain, 8,* 89–97.

Ghandour, R. M., Sherman, L. J., Vladutiu, C. J., Ali, M. M., Lynch, S. E., Bitsko, R. H., & Blumberg, S. J. (2019). Prevalence and Treatment of Depression, Anxiety, and Conduct Problems in US Children. *The Journal of pediatrics, 206,* 256–267.e3.

Gross, J. J. (2014). Emotion regulation: Conceptual and empirical foundations. In J. J. Gross (Ed.), *Handbook of emotion regulation* (pp. 3–20). New York, NY, US: Guilford Press.

Hankin, B. L., Snyder, H. R., Gulley, L. D., Schweizer, T. H., Bijttebier, P., Nelis, S., Toh, G., & Vasey, M. W. (2016). Understanding comorbidity among internalizing problems: Integrating latent structural models of psychopathology and risk mechanisms. *Development and psychopathology, 28*(4pt1), 987–1012.

Hofmann, S. G., Ellard, K. K., & Siegle, G. J. (2012). Neurobiological correlates of cognitions in fear and anxiety: A cognitive-neurobiological information processing model. *Cognition and Emotion, 26,* 282–299.

Holmes, A. J, Lee, P. H., Hollinshead, M. O., Bakst, L., Roffman, J. L., Smoller, J. W., & Buckner R. L. (2012). Individual differences in amygdala-medial prefontal anatomy link negative affect, impaired social functioning,

and polygenic depression risk. *Journal of Neuroscience, 32,* 18087–18100.

Ito, M., Horikoshi, M., Kato, N., Oe, Y., Fujisato, H., Nakajima, S.... & Ono, Y. (2016). Transdiagnostic and transcultural: Pilot study of Unified Protocol for depressive and anxiety disorders in Japan. *Behavior Therapy, 47* (3), 416–430.

Jensen-Doss, A., Ehrenreich-May, J., Nanda, M. M., Maxwell, C. A., LoCurto, J., Shaw, A. M., Souer, H., Rosenfield, D., & Ginsburg, G. S. (2018). Community Study of Outcome Monitoring for Emotional Disorders in Teens (COMET): A comparative effectiveness trial of a transdiagnostic treatment and a measurement feedback system. *Contemporary clinical trials, 74,* 18–24.

Jensen-Doss, A., Haimes, E., Smith, A. M., Lyon, A. R., Lewis, C. C., Stanick, C. F., & Hawley, K. M. (2018). Monitoring Treatment Progress and Providing Feedback is Viewed Favorably but Rarely Used in Practice. *Administration and policy in mental health, 45*(1),48–61.

Kennedy, S. M., Bilek, E. L., & Ehrenreich-May, J. (2019). A Randomized Controlled Pilot Trial of the Unified Protocol for Transdiagnostic Treatment of Emotional Disorders in Children. *Behavior modification, 43*(3), 330–360.

Kennedy, S. M., Tonarely, N. A., Sherman, J. A., & Ehrenreich-May, J. (2018). Predictors of treatment outcome for the unified protocol for transdiagnostic treatment of emotional disorders in children (UP-C). *Journal of anxiety disorders*, 57, 66–75.

Kessler, R. C., Berglund, P., Demler, O., Jin, R., & Walters, E. (2005). Lifetime prevalence and age-of-onset distributions of DSM-IV disorders in the National Comorbidity Survey Replication. *Archives of General Psychiatry, 62,* 593–602.

Kessler, R. C., Chiu, W. T., Demler, O., & Walters, E. (2005). Prevalence, severity, and comorbidity of 12-month DSM-IV disorders in the National Comorbidity Survey Replication. *Archives of General Psychiatry, 62,* 617–627.

Lavigne, J. V., Hopkins, J., Gouze, K. R., & Bryant, F. B. (2015). Bidirectional influences of anxiety and depression in young children. *Journal of abnormal child psychology*, 43(1), 163–176.

Marchette, L. K., & Weisz, J. R. (2017). Practitioner Review: Empirical evolution of youth psychotherapy toward transdiagnostic approaches. *Journal of child psychology and psychiatry, and allied disciplines*, 58(9), 970–984.

McEvoy, P. M., & Nathan, P. (2007). Effectiveness of cognitive behavior therapy for diagnostically heterogeneous groups: A benchmarking study. *Journal of Consulting and Clinical Psychology, 75,* 344–350.

McHugh, R. K., & Barlow, D. H. (2012).

Dissemination and implementation of evidence-based psychological interventions: Current status and future directions. In R. K. McHugh & D. H. Barlow (Eds.), *Dissemination and implementation of evidence-based psychological interventions* (pp. 247–263). Oxford University Press.

Norton, P. J., & Hope, D. A. (2005). Preliminary evaluation of a broad-spectrum cognitive-behavioral group therapy for anxiety. *Journal of Behavior Therapy and Experimental Psychiatry, 36,* 79–97.

Queen, A. H., Barlow, D. H., & Ehrenreich-May, J. (2014). The trajectories of adolescent anxiety and depressive symptoms over the course of a transdiagnostic treatment. *Journal of anxiety disorders*, 28(6), 511–521.

Rapee RM, Lyneham HJ, Schniering CA, Wuthrich V, Abbott MJ, Hudson JL, Wignall A (2006). *The Cool Kids® Child and Adolescent Anxiety Program Therapist Manual*. Sydney: Centre for Emotional Health, Macquarie University.

Sauer-Zavala, S., & Barlow, D. H. (2021). *Neuroticism: A new framework for emotional disorders and their treatment.* The Guilford Press.

Sauer-Zavala, S., Wilner, J. G., & Barlow, D. H. (2017). Addressing neuroticism in psychological treatment. *Personality Disorders: Theory, Research, and Treatment*, 8(3), 191.

Storch, E. A., Wilhelm, S., Sprich, S., Henin, A., Micco, J., Small, B. J., McGuire, J., Mutch, P. J., Lewin, A. B., Murphy, T. K., & Geller, D. A. (2016). Efficacy of Augmentation of Cognitive Behavior Therapy With Weight-Adjusted d-Cycloserine vs Placebo in Pediatric Obsessive-Compulsive Disorder: A Randomized Clinical Trial. *JAMA psychiatry*, *73*(8), 779–788.

Tonarely, N. A., Sherman, J. A., Grossman, R. A., Shaw, A. M., & Ehrenreich-May, J. (2020). Neuroticism as an underlying construct in youth emotional disorders. *Bulletin of the Menninger Clinic*, *84*(3), 214–236.

Trosper, S.E., Buzzella, B.A., Bennett, S.M. et al. Emotion Regulation in Youth with Emotional Disorders: Implications for a Unified Treatment Approach. *Clin Child Fam Psychol Rev 12*, 234–254 (2009).

World Health Organization (2019). *International Statistical Classification of Diseases and Related Health Problems* (11th ed.).

目　　录

导　言

欢迎开始治疗！

欢迎了解《青少年情绪障碍跨诊断治疗的统一方案——自助手册》。通过参与这个简称为青少年统一方案的治疗项目，你已经在学习如何更有效地管理情绪以及如何应对生活中的挑战方面，迈出了一大步。这本自助手册将每周通过心理教育、活动和示例，来帮助你更好地理解情绪在你的日常活动中所扮演的角色。你会学习到一些处理不良情绪的有用策略，而且你会在做出选择时得到支持，这将使你朝向你的长期目标迈进。我们希望你能学习到更多的知识，挑战自我，或许还可以从中获得一些乐趣！关于青少年统一方案，你可能会存在如下疑问：它会是什么样的，我会从中学到什么，我的感受又会如何。青少年统一方案的导言有望回答你的很多疑问，而且它将带你预览本治疗项目的各个部分。

给家长的提示

这个导言对于回答你的问题也很有帮助，尽管这本自助手册主要是供你的孩子在整个青少年统一方案项目中使用的。你的孩子会与治疗师共同决定你将参与本治疗项目的哪些部分，但是你的参与也是其中重要的一部分。为了让你可以配合治疗的特定部分，治疗师会单独给你一些资料。

我们想让你了解你的孩子目前正在学习的内容，这样你就能为他提供支持并和他一起制订处理情绪的有效策略了。本治疗项目的目标是让每个人都变得更舒服，可以耐受和应对不舒服的情绪感受。如果你的孩子在这个治疗项目的一开始感到不知所措或厌烦，请你和孩子的治疗师谈谈，看看大家如何能一起帮助他坚持下去。随着时间的推移，我们预期你的孩子能够使用更多有用的策略来管理情绪，并减少对于会引起痛苦但适当且安全的情境、地点、人物和社交互动的回避。改变不可能在一夜之间发生，而且我们的生活总是有好有坏，但如果每周进行一小步的改变，到本治疗项目结束时就会积累出积极的、有意义的改观。

常见问答

谁适合这个治疗项目？

任何存在不良情绪（如焦虑、伤心、易怒、愤怒或恐惧）的青少年，均可从本治疗项目中受益。以下事例说明了参加过本治疗项目的青少年所经历的一些有益的变化。

> 凯特今年 16 岁，上十一年级。在她开始学习青少年统一方案之前，她在学校、戏剧团和合唱班都给自己施加了很大的压力。如果她搞砸了事情或出了错，她总是感到非常焦虑和沮丧。她很担心未来，担心高中毕业后不知道要做什么。在开始学习青少年统一方案之前，凯特的情绪很低落，也很容易和他人争吵，

她的家人说她似乎不像以前那么快乐了。即使是在暑假没有那么大的学业压力时，她也不怎么喜欢以前喜欢做的事情了。后来，凯特从情绪聚焦的行为实验中获得了帮助，这为她每天的生活添加了更多愉快的经历。即使在她感觉不情愿的时候，她也会坚持做这些能让她感到愉快的事情。她还喜欢学习一些技术来挑战自己在学校、戏剧团和合唱班时出现的无益思维。

迈克是十年级的学生，他曾经是游泳队和篮球队的队员。在开始学习青少年统一方案之前，迈克非常担心妈妈的健康。如果他不在妈妈身边，特别是如果妈妈没有立即回复他的信息，他就会变得非常焦虑。如果妈妈不能陪他去参加运动会或比赛，他就会选择不参加。他还会不停地给妈妈打电话，直到妈妈接电话为止。如果他处于担心或紧张中，他会非常容易生妈妈的气，也更容易在朋友面前失去冷静。有时，他还会让自己在篮球场上陷入麻烦。迈克发现，青少年统一方案可以帮助他了解自己在焦虑或愤怒时的身体感觉。当他注意到一些感觉和情绪正在形成时，他可以借助不同的策略来应对这些感觉和情绪。当压力来袭时，他能够不评判自己，也不对自己及他人发火。他还挑战自己去参加各种运动会、比赛以及学校的其他活动和社交活动，即使这意味着他要离开他的妈妈。随着时间的推移，他发现这样做变得越来越容易了。

玛丽亚今年 13 岁，上八年级。她患有强迫症，一些令人心烦意乱的想法总是反复出现在她的头脑中。每当这些想法出现时，她会花很多时间去做一些事情，以便感觉舒服一些。强迫思维和强迫行为占用了她很多时间，也妨碍了她与家人及朋友的相处。有时，玛丽亚还会控制不住地揪头发，抠青春痘。玛丽亚是一名啦啦队队员，她非常喜欢数学。她有时觉得强迫症很有帮助，因为她相信每当犯一点小错误，就反复检查作业或者重新开始练习啦啦队的欢呼流程，可以防止糟糕的事情发生。起初，她很担心改变这些行为，因为她认为它们能帮助她表现得更好。然而，在玛丽亚能更好地觉察自己的想法、感受和当下的冲动后，她逐渐停止了那些妨碍她生活的行为和习惯。她认识到自己不必执着于强迫症，也能在对自己重要的事情上做得很好。

卡伊现在上九年级。刚上高中时，他在交朋友方面遇到了困难。面对新同学时，卡伊会很焦虑，担心自己在他们面前说话不得体或出丑。他在更衣室里经常被嘲笑和欺负，于是他开始试图避免去学校。在刚开始学习青少年统一方案时，他已经好几天没去上学了，他感到非常沮丧。他发现学习一种更有效的解决问题的新策略很有帮助。他学会了更灵活地对待社交场合，开始减少对他人想法的担心，这有助于他做回自己，结交新朋友。

这些孩子有着不同的兴趣爱好，来自不同的地方，因不同的原因开始学习青少年统一方案。然而，他们的相似之处在于他们都在努力地管控自己强烈的情绪，而且他们对情绪的反应妨碍了他们享受生活。他们都学习了如何关注、管理和面对痛苦情绪，这使他们能够做出更有帮助的选择。

我能从这个治疗项目中期待什么？

这个治疗项目是短期的，以技术为基础，需要实践练习。本治疗项目可能与你以往尝试过的治疗有所不同。你的治疗师会要求你在每次会谈结束后完成家庭练习，在家里尝试练习和使用新技术，并在下次会谈中进行汇报。每次会谈涉及的家庭练习和所使用的工作表会呈现在每一章的结尾。练习本治疗项目不同部分的技术所需的时间视情况而定，由你和你的治疗师共同决定，主要取决于哪些技术对你最有帮助。

这个项目分为 8 章，以下是对每一章内容的简要介绍。你可以先看看表 I.1，以快速了解一下每一章涉及的内容。

第 1 章：建立并维持治疗动机

在治疗开始时，你和治疗师会共同确定你希望通过参与本治疗项目实现什么目标。你还将与父母和治疗师一起确定你最想改变的问题，制订现实的、可实现的治疗目标，并朝着这个方向努力。第 1 章还会讨论即使治疗真的很困难，有什么会促使你继续参与治疗。这些内容通常可在 1 ～ 2 次会谈中完成。

第 2 章：了解情绪和行为

本章将介绍一些与情绪有关的重要内容。你可能觉得自己已经非常了解负性情绪（如恐惧、担心、伤心或愤怒）了，但是你的治疗师会试图帮助你理解负性情绪的来源，以及它们给你提供了什么信息。你可能会想出一种方法来命名情绪，并识别给你带来困扰的情绪。你将学习如何将情绪分解为更小的部分，这是学习情绪管理策略的第一步。在这一章中，你会学到一件非常重要的事情，那就是强烈的情绪如何影响你在某些情境下的选择。你将了解到自己做了什么来**回避**某些情绪，以及这可能给你带来什么问题。这些知识内容及相关的工作表能够帮助你了解整个治疗过程中涉及的最重要的术语和观点。正因如此，我们通常会花 2 ～ 3 周的时间讲授这些知识，以确保每位来访者都可以理解并认可这些知识内容，特别是当它们与你、你的情绪和你的生活有关时。

第 3 章：情绪聚焦的行为实验

在本章，你将了解情绪与行为（你做了什么）之间的关系，并通过完成一些行为实验，来看看改变你的行为是否会影响回避的循环及你的整个情绪体验。在你尚未真正理解"情绪聚焦的行为实验"之前，这项技术听起来可能有些奇怪。在这些行为实验中，你可能会挑战自己，去做一些不太喜欢做的事情。学习并掌握这项技术非常重要，因为从长远来看，只要你做的事情是安全的，它对你就是有帮助的。你的治疗师会首先指导你完成和伤心情绪相关的行为实验，还会安排一些和正性情绪（例如，幸福、快乐和骄傲）有关的行为活动。你将用 1 ~ 2 次的会谈学习本章。

第 4 章：觉察身体感觉

本章主要介绍当你感受到强烈的情绪时，身体会发生什么变化，特别是与恐惧、焦虑、愤怒或兴奋等情绪相关的身体感觉（我们称之为身体线索）。你将学习如何从你的身体感觉中识别线索，这些线索提供了关于你的情绪和你所处情境的信息。你将和治疗师一起做一些练习，这些练习会安全地引出身体线索，治疗师也会鼓励你对身体线索做出不同于平时的反应。本章的学习可能需要 1 ~ 2 次会谈，如果这部分内容对你而言真的很重要，可以花更多的时间。

第 5 章：让你的思维灵活起来

本章主要介绍想法和解释。你将了解大脑是如何自动化地让我们做了很多事情的。在大多数情况下，这是有帮助的，但当你对情境的解释不准确或无帮助时，这样可能会引发问题或使问题变得更糟。在本章，你将学习情绪如何影响思维模式，练习识别无益的或不现实的思维模式，学习和练习如何形成更有用或更现实的思维模式。你还将学习和练习一些策略，以便更有效地解决生活中的一些问题。只有通过练习才能将无益的思维模式或问题解决方式转变为更有用的思维模式和问题解决方式。特别是如果你已经习惯于以某种方式进行思考或应对问题了，就更加需要练习。你将用 2 ~ 3 次会谈来学习这些技术，但是在随后的治疗中，以及只要你感到有强烈情绪的时候，你都需要继续练习使用这些技术。

第 6 章：觉察情绪体验

在本章，你将学习许多与情绪相关的知识，并真正开始调整你的情绪和体验。你将学习如何更好地觉察情绪，理解情绪在你的所作所为中的作用。你将练习更多地觉察、更少地评判、更多地接纳自己的情绪及自己。你可能会用 1 ~ 2 次的会谈来学习本章内容。

第 7 章：情境性情绪暴露

在真正进入第 7 章的学习之前，你将复习在前几章学到的所有内容。通过体验那些引发你强烈情绪反应的情境，持续练习你之前学习的各项技术。你将认识到为什么逐渐减少对痛苦情绪的回避是重要的，尽管这意味着你需要直面恐惧，抵抗伤心的感觉，或者用更有益的方式处理愤怒。你将与治疗师一起制订一个计划，通过逐步改变你的行为来逐渐体验你一直回避的情绪。你将在咨询室和家里练习这些步骤。迫使自己以一种不同的方式来应对情绪是一项艰难的工作，但它会带给你持久且有益的改变。你这么做会得到非常重要的回报，即问题得到了解决，你对自己的感觉也更加良好。除此之外，你还可以跟治疗师及父母一起制订一个计划，用以奖励你的努力过程。本章对大多数人而言都是非常重要的，所以本章不限制在这些目标上需要的会谈次数和时间。你可以和治疗师及父母一起讨论确定。

第 8 章：继续保持你的收获

到第 8 章了，至此，你一直在努力地练习，因此希望你体验到了努力带给你的好处。你或许对自己所取得的成就也有了一些积极的感受，是时候庆祝你所取得的成就并为未来制订计划了。你和治疗师将一起回顾你学到的所有内容，并制订一个在未来如何使用所学技术来促进自我成长的计划。

你可以看一下表 I.1，快速了解本治疗项目每一章的主要内容。

表 I.1   青少年统一方案总结表

章节	标题	会谈次数	所学所做的内容
1	建立并维持治疗动机	1 ~ 2 次	• 了解你的治疗师 • 分享一些关于你自己的事情 • 讨论关键问题并设定治疗目标 • 找出改变的动力
2	了解情绪和行为	2 ~ 3 次	• 进一步了解自己的不同情绪 • 讨论为什么会有情绪 • 理解一种情绪的三成分 • 了解自己为什么会做出无益的行为
3	情绪聚焦的行为实验	1 ~ 2 次	• 了解相反的行为和情绪聚焦的行为实验 • 追踪情绪及活动水平 • 试着做一些小小的行为改变，看看会发生什么
4	觉察身体感觉	1 ~ 2 次	• 了解身体感觉和强烈情绪之间的关系 • 更多地觉察自己的身体感觉 • 开始做一些运动带来不同的身体感觉
5	让你的思维灵活起来	2 ~ 3 次	• 学习并练习灵活地思考 • 了解常见的"思维陷阱" • 通过使用侦探思维和问题解决将想法和行为连起来
6	觉察情绪体验	1 ~ 2 次	• 学习和练习觉察当下 • 学习和练习非评判觉察 • 做一个很酷的行为实验，觉察情绪的触发点
7	情境性情绪暴露	2 次以上	• 使用暴露技术做更多的行为实验 • 对引发情绪性行为并给你造成困扰的情境进行暴露练习
8	继续保持你的收获	1 次	• 回顾所学技术和取得的进展 • 建立预防复发的计划

我们为什么要使用这种方法？

正如前面提到的例子所示，强烈的情绪对每个人的影响各不相同。但是在许多有情绪和行为问题的青少年身上存在着共同的主题，这使得他们之间的相似性远远大于差异性。许多参与本治疗项目的青少年在应对强烈或痛苦的情绪时都遇到了困难，他们尝试摆脱或控制这些情绪，但这可能会使他们做出长期而言对自己无益的行为。

本治疗项目可以帮助你管理很多类型的困难情绪。它可以通过提供一组核心技术来帮助你处理各种情绪和无益的行为，这些情绪和行为在过去和现在一直困扰着你，而且它们在未来可能继续成为问题。

本治疗项目得到了研究支持。这意味着数以百计的人（包括许多青少年在内）参与过本治疗项目，并向作者反馈了许多治疗项目实施建议、他们喜欢本治疗项目的原因、他们认为本治疗项目可以做得更好的地方，以及他们在完成本治疗项目后能够以不同的方式处理行为、情绪或情境。在治疗结束后，我们追踪了许多来访者好几个月，发现他们中的大多数人在治疗结束后仍然在使用之前学习到的技术，并且做得非常好！

我应该从什么时候开始，以及什么时候可以看到有益的变化？

你越早开始处理你的情绪体验，你的情况就会越早开始好转。你将学到在感到强烈的情绪时，应当如何做出选择。虽然你所学习的技术在短期内会让你备感挑战，但是从长远来看，这些技术会让你的生活变得更好。许多青少年对开始这个治疗项目感到焦虑或不确定，他们担心这会占用他们做其他事情的时间。的确，你可能需要放弃在放学后做其他事情的时间，但是你投入到这个治疗项目中的时间和精力最终可能会让你在学校里表现得更好，也会让你更享受其他活动。我们认为，每个人都应该尽可能早地学习一些有用的策略来管理困难的情绪。知道如何处理情绪可以预防问题的发生或避免使问题变得更糟。

练习应对强烈情绪的新方法是一项艰苦的工作。有时候，在青少年统一方案中，你可能会留意到自己先是感觉更糟糕了，然后才感觉更好，这是可以理解的，也是正常的。例如，你可以让自己感到紧张，目的是学习如何应对焦虑；或者你可能需要让自己感到伤心，目的是学习如何应对抑郁；你甚至需要让自己先体验到愤怒情绪，为的是在这种状态下学习更好地应对它。然而，如果你完成了本治疗项目，并且尝试使用与治疗师共同商讨的策略，我们预计，你在 12 ~ 18 次会谈结束后会发现自己处理困难情境和情绪的方式已经发生了改变。想想 4 个月之后的情况吧。通过全身心地投入本治疗项目，你可以期待到那时，你对自己的强烈情绪会感觉更好，而且你将会用新的、更有帮助的方法来应对你所面临的许多挑战。

这项治疗并不总是容易的。你的治疗动机有时会变强，有时又会减弱，这都是正常的、可以理解的。即使你知道从长远来看治疗会帮助到你，但是改变仍然是令人恐惧和艰难的。虽然有些青少年每周都会感觉越来越好，但更常见的情况是，你会在有些周感觉更好，而在有些周感觉更糟。只要你明白情绪和行为的起起伏伏是治疗中正常的现象，在你遇到困难的那一周，你就不会感到太气馁。

在我的生活中，我将在哪些方面体验到有益的变化？

变化无处不在！你觉察、体验和管理情绪方式的改善会促进你与家人和朋友之间关系的积极改变；你在学习、工作或其他活动中的表现会得到提升；你对自己的感觉也会更好。很高兴你已经迈出了改善生活的第一步！

第1章　建立并维持治疗动机

目标

- 确定你和治疗师在治疗过程中要处理的三个首要问题。
- 根据你的首要问题，确定三个 SMART[1] 目标。
- 思考你前来治疗的动机，思考对无效的情绪和行为进行工作的理由。

首要问题

　　本治疗项目是为经历伤心、焦虑、担忧、愤怒或其他情绪的青少年设计的，这些情绪会阻碍他们享受生活和感受成功。然而，青少年们所体验到的强烈情绪的类型以及这些情绪带来的困难程度有非常大的差异。例如，一些体验到焦虑、愤怒或伤心的青少年最终会面临一些问题，如难以结交朋友或维持友谊，和学校里的其他孩子发生冲突，或是难以激励自己外出和朋友一起玩。一些青少年可能与朋友相处得没有什么问题，却发现他们的情绪影响了学业。例如，他们的担忧可能会导致他们非常拖延，或让他们很难参与到

---

[1]　是 specific（具体的）、measurable（可测量的）、attainable（可实现的）、relevant（相关的）和 time-bound（有时限的）的缩写。——译者注

课堂中。强烈的情绪也可能妨碍一些青少年加入社团、参加活动或派对，甚至导致离家出走。这些问题听起来熟悉吗？你的首要问题与这些例子类似吗？记住——这是你的治疗，解决对你来说最重要的问题能够让你最为获益。

关于我们为什么在治疗开始时就要和青少年一起列出三个**首要问题**，是有一些原因的。首先，确定你的首要问题将帮助你的治疗师确保他创设的会谈内活动和家庭练习任务对你来说很重要。其次，确定和评定你的首要问题有多难以管理，将有助于提醒你每周的目标对你来说很重要，而这可能会帮助你在整个治疗中都保持努力的动力。

此外，在本治疗项目中，你可能会被要求练习用一种全新的方式去体验强烈的情绪，并且可能会被鼓励用一种与你的习惯非常不同的方式去处理你生活中的问题。谈论并体验你的情绪可能会让你感觉到尴尬或困难，尤其是在刚开始的时候。当你理解了做这些事情会如何帮助你解决你的首要问题时，做起来就会变得容易一些。最后，你将被要求每周都对每个首要问题进行 0—8 的评分（从"完全没有问题"到"问题非常严重"）。当青少年看到他们的分数开始下降，并且发现以前觉得难以承受的问题似乎变得更容易管理了，他们就知道自己的努力有了回报，那是非常令人激动的！每周评定你的首要问题也可以帮助你和你的治疗师知道应该关注哪些问题，以及在何时结束治疗。

你的治疗师还将询问你的父母，了解他们觉得你的首要问题是什么，并且你的父母每周也会对首要问题进行评分。有时候，父母和青少年在首要问题上会达成一致，但有时候，他们之间的看法并不一致，那是完全可以的！你的首要问题应该是你自己的，即使你的父母并不认同。不过，你的治疗师还是会与你和你的父母一起工作，整理出让每个人都感到适合的首要问题清单，并且每周一起进行评分。

有时候，青少年准确地知道他们最大的问题是什么，但有时他们并不知道。如果你还在纠结自己的三个首要问题，这里有一些可能对你有帮助的问题，你可以问一下自己。

- 在我的生活中，有什么是我希望改变的？

- 是什么让我认为自己需要接受治疗？

- 恐惧 / 担忧 / 伤心 / 愤怒阻止了我做什么或在哪些方面对我造成了阻碍？

- 如果我没有感觉到如此的恐惧 / 担忧 / 伤心 / 愤怒，我的生活会有什么不同？

- 我与朋友和家人的关系让我觉得有多幸福？

- 如果有人要帮我解决一个问题，我会选择哪一个？

- 我的父母、朋友、兄弟姐妹等人会认为我最大的问题是什么？我同意吗？

一旦你确定了自己的首要问题，就把它们写入工作表 1.1：定义主要问题（提醒一下，工作表在每一章的结尾）。

SMART 目标

确定问题只是第一步。在工作表 1.1：定义主要问题中，你将看到在每一个问题的下面都留有空间来写一个目标。如果某个问题是你生活中不顺利的事情，就可以把它对应的目标设置为能帮助你解决这个问题的内容。确定问题和目标是很重要的，因为目标能帮助我们找到解决或改变问题的方法，并激励我们采取行动！

几乎所有人都明白设定目标的重要性，但不是每个人都知道有些目标比其他目标更能帮助我们采取行动和解决问题。人们在设定目标时会犯一些常见的错误，对你来说，很有必要知道这些错误是什么，这样你就可以避免犯这些错误了。这些错误包括：设定非常模糊或笼统的目标，设定让人难以判断你是否取得了进步的目标，设定非常困难或几乎不可能实现的目标，设定看起来不太重要的目标，以及设定需要很长时间才能实现的目标或实现它们的时间框架不明确。为了帮助你避免犯这些错误，当你为治疗设定每个目标时，请考虑一下 SMART 目标。一个 SMART 目标具有以下特点。

- **具体的（Specific）**：具体的目标是指清晰、具体、定义明确的目标。一个不具体的目标的例子是"在学校表现得更好"，而一个更好的、更具体的目标是"把我的数学成绩从'C'提高到'B'"。

- **可测量的（Measurable）**：可测量的目标是可以观察并追踪一段时间的，这样你就可以看到你取得了多少进步。一个无法测量的目标的例子是"交朋友"，因为它很难让人知道你是否正在朝着这个目标迈进。如果你交了一个新朋友，你达到目标了吗？还是必须交更多的朋友？一个更好的、更可测量的目标是"交三个朋友"。

- **可实现的（Attainable）**：可实现的目标是指你可以实现的目标，或者它在你力所能及的范围之内。有些目标不是可实现的，因为它们不太可能实现，或者只有非常少的人才可以达到这些目标（例如，"成为英国女王"）。其他目标无法实现则是因为它们需要很长时间才能实现，比你的治疗时间长得多（例如，你只有 14 岁，而你的目标是"进入一所好大学"）。一个更好的、更可实现的目标是"将我的考试分数从上个季度的 ＿＿＿ 分提高到这个季度的 ＿＿＿ 分。"

- **相关的（Relevant）**：相关的目标是指对你来说有意义的目标，是与你将在本治疗项目中关注的情绪（如恐惧、伤心或愤怒）有关的目标。一个不太可能与你的治疗相关的目标是"攒下做保姆挣的钱买一辆车"。虽然这可能是一个非常好的目标，但它和我们将在治疗中关注的情绪没有太大关系，而一个更好的目标是"无论我感觉多么紧张，我都要在每节课上举一次手"。

- **有时限的（Time-bound）**：有时限的目标是指在时间上非常明确具体的

目标，即你希望某件事何时发生、多久发生一次。一个没有时限的目标是"在早上起床"，而一个更好的、更有时限的目标是"在下个月的每一天，只要闹钟一响，就起床"。

现在你已经知道了如何设定 SMART 目标，就来为之前列出的首要问题分别设定一个 SMART 目标吧。请将你设定的 SMART 目标写在工作表 1.1：定义主要问题中。你和你的治疗师也可以思考在实现 SMART 目标的过程中，第一步可能是什么样子的，这样你就能更好地了解在这种疗法中会发生什么变化了。

了解自己改变的动机

在确定了首要问题和 SMART 目标之后，有些青少年可能感觉到非常有动力开始治疗，想要通过完成那些工作表和家庭练习任务来实现设定的目标。然而，青少年有时不确定他们要不要改变自己的生活，这也是非常常见的。即使你可以确定有能让你的生活有所改善的方法，你也可能对做出改变并走出自己的舒适区感到不知所措。有些青少年也对这种治疗是否真的能帮助自己持有疑问。你一开始可能很难理解为什么讨论让人不舒服的情绪以及用不同的方式来处理情绪会帮助到你，尤其是如果你已经与强烈的情绪斗争很长一段时间了。毕竟，你可能不明白，当你完全可以回避痛苦的情境和情绪时，为什么要选择将自己置于会带来恐惧、焦虑、伤心或愤怒感受的情境中。有些青少年是被父母或其他人强迫着来参加会谈的，所以他们也会对治疗心存疑虑，因为他们可能认为父母或其他人对他们的问题反应过度了，或是在夸大问题。你应该知道，所有这些都是治疗开始时的正常反应，你有其中一些感受或者所有这些感受都是可以的。最终，是否想要改变你的生活取决于你自己。

　　因为对青少年来说，对做出改变感觉不确定或是不知所措是很常见的，所以在治疗开始时思考改变和不改变的利弊会有所帮助。换句话说，当思考不改变的好处时，想想为什么维持原状可能是好的。例如，如果你不试着去交朋友，也许你就不必担心被拒绝的可能；或者如果你能一直给妈妈打电话，你就能知道她是安全的。接着，再想想不改变的代价，或者为什么不能维持原状。例如，如果你不交新朋友，不出去玩，你可能会在周末继续感到伤心；或者当妈妈迟迟没有出现时，你会在打篮球时惴惴不安，感到很不舒服。然后，想一想改变的好处，或者为什么改变会是好的。如果你在一天中有更多的朋友可以聊天，你可能会更多地享受在学校的时间；或者如果你没有给妈妈打那么多电话，你将有机会和朋友一起做更多的事情。最后，考虑改变的成本，或者为什么情况很难改变。和学校里你不认识的孩子交谈可能会让你紧张；或者如果你不能确定妈妈是否安全，你在一开始可能会更担心她。

　　使用工作表1.2：权衡我的选择考虑改变和不改变的好处与代价。在你完成了工作表后，看看你都写了些什么。综合所有因素，做出一些改变值得吗？你是否愿意试一试？我们希望如此！这本自助手册就是为像你这样的青少年设计的，旨在帮助你们实现 SMART 目标，并解决你们生活中与强烈情绪相关的首要问题。

工作表 1.1：定义主要问题

　　在空白处写下你希望通过治疗解决的主要问题，包括困扰你的事情，以及你生活中的其他人认为已成为问题的事情。这些事情可以涉及强烈的伤心、焦虑或愤怒的感受。问题也可以包括导致麻烦的态度或行为，或者你认为可能对你或其他人有害的事情。在确定了三个"首要问题"之后，和你的治疗师一起工作，确定与每个问题或困扰相关的治疗目标。

1. _____

我的目标是什么? _____

2. _____

我的目标是什么? _____

3. _____

我的目标是什么? _____

工作表 1.2：权衡我的选择

　　当我们考虑做出改变时，有时很难看到方方面面。我们可能会忽略我们不想做的或觉得很难做到的事情。使用下面的工作表评估你的选择，并帮助你思考改变和不改变的所有利弊。选择一种你可能会考虑改变的行为，评估保持现状与改变分别有什么代价和好处。先来使用迈克的例子来帮助你填写表格。迈克经常打电话给妈妈以确认妈妈是安全的，他现在正在权衡改变打电话的次数有哪些利弊。

不改变的好处——维持现状是好事的原因：
迈克：如果我一直给妈妈打电话，我更有可能知道妈妈是安全的。

1. _____

2. _____

3. _____

4. _____

不改变的代价——难以维持现状的原因：
迈克：当妈妈没有按时出现时，我会在打篮球时一直感到不舒服。

1. _____

2. _____

3. _____

4. _____

改变的好处——改变是好事的原因：
迈克：我可以和朋友做更多的事情，我不会那么频繁地打扰妈妈。

1. _____

2. _____

3. _____

4. _____

改变的代价——改变很难的原因：
迈克：如果我不打电话确定她是否安全，一开始我可能会更担心妈妈。

1. _____

2. _____

3. _____

4. _____

目标

- 定义常见的情绪并确认你最常体验的情绪有哪些。
- 了解情绪的意义。
- 了解情绪的三成分。
- 了解回避行为的循环。
- 练习将情绪体验分解为不同的成分。

识别和定义你的情绪

　　描述情绪的词语非常多。你可能几乎每天都会自己使用或听到其他人使用一些最常见的情绪词语——伤心、高兴、担忧、生气。不过，你每隔多久会停下来思考一下这些词的具体含义？为了了解我们当下的感受，以及描述我们对其他人的感受，首先必须理解这些不同的情绪词语的含义。浏览工作表 2.1：我的情绪（提醒一下，所有的工作表和表单都会呈现在每一章的结尾），这个工作表包括了许多最常用的情绪词。看看你是否能给列出来的每个词下定义。为了帮助你完成这个任务，这里有些问题供你思考。

■ 你认为感受到这个情绪意味着什么？

■ 你最近一次体验到这个情绪是在什么时候？

■ 你当时如何发现自己在体验这个情绪？

■ 当时在这个情绪下，你想到了什么？

■ 当时在这个情绪下，你是否注意到了身体上的任何变化？

在梳理完情绪词语清单时，你也可以想想自己最常体验的情绪有哪些，最不常体验的情绪又有哪些。清单中是否有你每天都会体验很多次的情绪？又是否有你一直以来很少体验到的情绪？

情绪的意义

想象一下，如果你从未体验到情绪，你的生活会是什么样的？如果你从未感受到高兴、伤心、生气、害怕或担忧，会怎样？你的生活会更容易一些吗？会更艰难一些吗？你觉得会有什么不同？

大多数青少年也许会认为，如果能更少感到生气、害怕或者担忧，将是一件不错的事。因为你前来接受治疗，并想努力与你的治疗师一起更好地管理这些感受，所以你可能也是这么想的！然而，尽管这些情绪以及其他一些情绪时常让人感到不愉快，但情绪的出现是正常的、自然的，也是生存所必需的。情绪会给我们一个信号，告诉我们在身处的环境中有些事情正在发生，需要引起我们的注意了。情绪不想被忽视，因为它想告诉我们需要采取重要的行动，例如，逃离或寻求帮助。许多时候，我们的情绪会自动地指导我们的行为，于是我们不必花时间考虑要怎么做。我们将情绪直接驱使我们采取的行动称为**情绪性行为**。

为了更清楚地阐释情绪和情绪性行为，想象你正向学校走去，突然听到了轮胎尖锐的摩擦声。当你抬起头时，你看到一辆车正朝你冲来，而那声响是司机急踩刹车试图停车时发出的。在这种情况下，你会出现什么情绪？你的情绪性行为是什么？许多青少年说，他们会感到惊吓或害怕，然后他们会尽可能快速地离开马路。在这类情境下，能够感到恐惧极其重要，因为它让你知道危险的事情正在发生，并帮助你弄明白危险或者威胁来自何处，然后努力避开它。当的确有危险发生时，恐惧是正常的、自然的和有用的，它能最迅速地保障我们的安全。

令人愉悦的情绪，如兴奋和高兴，也是有意义的。如果像恐惧或伤心这样的情绪会竭力让我们做些什么来减少情绪的强度，那么像高兴或兴奋这样的情绪就在促使我们做些什么来保持这种愉快的体验。这可能意味着和他人分享我们愉悦的情绪体验，或者持续地投入到我们喜爱的活动中。

家庭练习

从工作表 2.1：我的情绪中选择你下周将体验的两种不同的情绪。使用工作表 2.2：情绪识别练习，试着描述每种情绪的意义，你是如何知道自己在体验这种情绪的，以及它引发的情绪性行为。

情绪的三成分

在讨论我们的情绪时，将其分为三个成分有助于我们更好地理解情绪：

1. **想法**（我们在想什么）；
2. **身体感觉**（我们身体的反应和感受）；
3. **行为**（我们的行动）。

你可能已经开始考虑一些与不同的情绪相关的行为了，我们一会儿还将更多地讨论想法和身体感觉。然而，在你产生了一种强烈的情绪时，你可能还不习惯思考情绪的三成分。对于大多数人来说，强烈的情绪常常是压倒性的，而且是令人困惑的。我们可以把这种强烈的情绪看作"情绪龙卷风"。它就像龙卷风一样剧烈，而且常常快速产生，有时候还不知道从何而来。看一下图 2.1，你会注意到，想法、身体感觉和行为会快速地卷在一起，变得难以区分。有时，你在体验某个情绪龙卷风时，甚至可能难以确定你正在体验哪种或哪些情绪。例如，你或许知道自己感觉很糟糕，但你并不能确定你是在体验生气、担忧或伤心，还是三者的结合。你能回忆起自己体验某个类似这样的情绪龙卷风的时刻吗？

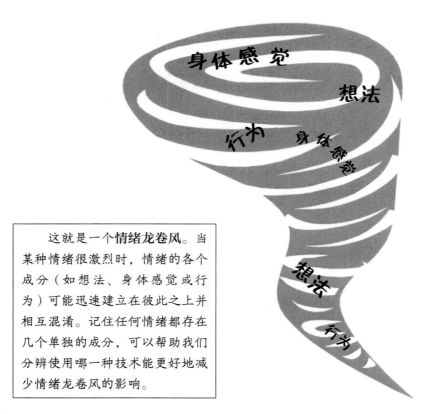

这就是一个**情绪龙卷风**。当某种情绪很激烈时，情绪的各个成分（如想法、身体感觉或行为）可能迅速建立在彼此之上并相互混淆。记住任何情绪都存在几个单独的成分，可以帮助我们分辨使用哪一种技术能更好地减少情绪龙卷风的影响。

图 2.1

情绪龙卷风

　　尽管你有时会感觉情绪凭空出现，但事实上，情绪的出现都有**诱发因素**。诱发因素引发了情绪体验。有时，诱发因素是容易发现的，比如考试成绩不理想或者和朋友吵架。也有些时候，诱发因素看起来可能是一件小事，比如在新闻中听到一则消息，目睹了某件事，或是听到朋友或家人对你的评论。诱发因素还可能是一种身体感觉或某种想法。"我感到伤心 / 生气 / 担忧，因为＿＿＿＿＿"，使用这个短句或许能帮助你确认情绪的诱发因素。在"因为"后填写的内容通常都是诱发因素。你能想到任何与你的情绪体验相关的诱发因素吗？

　　现在，让我们进行梳理和总结。一旦我们遇到了诱发因素，情绪的三成分（你的想法、身体感觉和行为）就会紧随其后。情绪的各个成分相互联系并相互作用，环环相扣。让我们举个例子来解释这个过程。假设此刻是周五晚上，你知道下周一你不得不去拔牙（**诱发因素**）。你感到了一点担忧，你的焦虑开始出现。到了周末，你开始更频繁地想到这件事（**想法**）。随着你更频繁地考虑这件事，你开始感到恶心（**身体感觉**）。在你去看牙医的路上，你试着拖延（**行为**）。这是一个简单的例子，它呈现了情绪体验中的三成分如何相互影响。

　　这个例子反映了一种情况，即你的情绪是慢慢建立起来的。然而有些时候，情绪会迅速产生。想象你只是去牙医那儿进行定期检查，但这次牙医告诉你："我必须把你的这颗牙齿拔掉，而且现在就得拔。"你可能立刻就感到害怕并开始想："这会很疼，我不想拔牙"（**想法**）。你可能注意到自己的手心在出汗或者胃在痉挛（**身体感觉**）。你可能转移视线，或者询问今天是否真的有时间拔牙（**行为**）。

　　无论情绪出现得快或慢，情绪的三成分都会参与其中。你越是关注其中的某个成分，它就越可能被引发，并带动其他两个成分也变得更强烈。就像你看到的情绪龙卷风那样，当情绪十分强烈时，各个成分会混淆在一起。但记住，它们实际上是单独的成分，识别各个成分能帮助你想出减少情绪龙卷风的办法。

> ### 家庭练习
>
> 　　翻到工作表 2.3：分解我的情绪，回忆在过去一周里，你经历的一次强烈的情绪体验，试着识别当时情绪的诱发因素和情绪体验中的三个成分。

回避的循环

　　现在你已经更多地思考了情绪体验的各个成分，尤其是自己的情绪性行为，你可能已经注意到自己总是会选择做一些事来控制情绪。回避作为一种策略，看起来能很好地在短期内让我们暂时摆脱情绪困扰，但实际上从长期来看，它会让我们感觉更糟。你能回想起在某个时刻，你竭力回避某个会引起强烈不适情绪的诱发因素吗？那样做真的让你感觉好些了吗？可能有点用。在回避不舒服的情绪体验时，我们常常能很快就感觉好一些了。因为我们以为回避会让我们感觉更好，所以我们会一次又一次采取回避的策略。回避的问题在于，我们永远无法知道我们认为危险的情境或情绪实际上是无害的，而且它们会自行消失。我们也从未学习到，我们可以体验那些强烈的情绪或者经历那些困难的情境，即使我们不做任何事去驱赶它们或逃离它们，我们也能够安全地挺过去。

　　让我们来举个例子。假设你即将在学校迎接一个新任务。一想到要开始一项如此艰巨的任务，你就会体验到一种不堪重负的感觉，所以你决定把它先搁置一段时间。搁置的行动可能让你对自己有些失望，但这么做的确能帮你回避那种不堪重负的强烈情绪。第二天，当你不得不回到学校时，你又想起了这个任务并再一次感到不堪重负。你的大脑自动地想出了一个让你感觉更好的办法：和之前一样，回避这个任务。虽然这只能在短期内让你感觉好受一些，从长期来看可能会让事情变得更糟，但只要你能从不堪重负的感觉中得到一点解脱，你也会继续回避这个任务（换句话说，这可能强化了回避的行为）。

知道从长远来看回避不能帮到你也许已经足以让你不再回避不舒服的感受。同样，或许还有其他不被你喜欢的行为（例如，变得刻薄或有攻击性，当你感到不堪重负时就去睡觉），这些行为也可能符合上述循环或模式，随着治疗的进行，你将和治疗师一起识别它们。总的来说，你将在治疗中学习用其他方式应对你的情绪，它们能帮助你在短期和长期都感觉更好。

分解你的情绪体验：之前、之中和之后

我们已经考虑了诱发因素在你的情绪体验过程中的作用（*之前*）。我们也探索了你对那些诱发因素做出的反应（想法、身体感觉和行为），以及它们相互作用形成了你的情绪体验（*之中*）。现在，我们再一起想想你做出选择后的结果（*之后*）。刚刚已经讨论过，当我们选择逃离情绪性情境或完全回避它时，我们在短期内可能会立刻感到放松。回到之前举的看牙医的例子，如果你告诉牙医你今天没有时间拔牙而只能下次再说，你可能会立刻感觉好一些。可是从长期看，你的牙齿仍然是需要被拔掉的，到下次预约就诊时，你会再次感到焦虑。越是接近下次就诊，你越是会担心拔牙的痛苦，而且一想到你的牙齿，你就开始感觉恶心（这时，你也可能真的感觉牙疼）。我们重新回到刚刚对于"*之后*"的讨论，即使你当时立刻感到了一些缓解，你依然会在下一次就诊前的很多日子里经历焦虑、担忧、恶心，还有牙痛。

如同这个例子呈现的情况，考虑引起强烈情绪的情境及其前、中、后三个阶段，能够帮助你意识到回避那些情境会在短期内让你感觉更好，但从长期来看，回避往往会带来许多令人不愉快的结果。了解自己情绪的前、中、后三个阶段，将帮助你改变回避的循环以及其他的情绪性行为。在治疗过程

中，你将使用表单 2.1：情绪前中后三阶段追踪表（在本章结尾）来追踪你的情绪化体验。

家庭练习

在下周使用表单 2.1：情绪前中后三阶段追踪表，追踪至少一种情绪体验的前、中、后阶段。

工作表 2.1：我的情绪

以下是一些常见的情绪词语的清单。对你来说，有些情绪可能十分熟悉，而有些可能没那么熟悉。当你阅读这个清单时，请思考：哪些情绪是你经历过的？你如何知道自己正在经历那种情绪？在经历那种情绪时，你想做些什么？

愤怒	恐惧	骄傲
幸福	无聊	羞愧
焦虑	尴尬	惊喜
伤心	激动	嫉妒
喜悦	绝望	烦躁

工作表 2.2：情绪识别练习

在工作表 2.1：我的情绪中，选择你在过去一周里经历过的两种不同的情绪，并使用这个工作表来描述它们。

情绪：＿＿＿＿＿＿＿＿＿＿＿＿＿

1. 你觉得＿＿＿＿＿＿＿的意义是什么？你觉得我们为什么会拥有这种情绪？

＿＿＿＿＿＿＿＿＿＿＿＿＿＿＿＿＿＿＿＿＿＿＿＿＿＿＿＿＿＿＿＿＿＿＿＿＿

＿＿＿＿＿＿＿＿＿＿＿＿＿＿＿＿＿＿＿＿＿＿＿＿＿＿＿＿＿＿＿＿＿＿＿＿＿

2. 你如何知道你正在经历＿＿＿＿＿＿＿＿？

＿＿＿＿＿＿＿＿＿＿＿＿＿＿＿＿＿＿＿＿＿＿＿＿＿＿＿＿＿＿＿＿＿＿＿＿＿

＿＿＿＿＿＿＿＿＿＿＿＿＿＿＿＿＿＿＿＿＿＿＿＿＿＿＿＿＿＿＿＿＿＿＿＿＿

3. 感觉＿＿＿＿会让你如何行动？换句话说，感觉＿＿＿＿是否使你做了一些你本不会做的事情？

＿＿＿＿＿＿＿＿＿＿＿＿＿＿＿＿＿＿＿＿＿＿＿＿＿＿＿＿＿＿＿＿＿＿＿＿＿

＿＿＿＿＿＿＿＿＿＿＿＿＿＿＿＿＿＿＿＿＿＿＿＿＿＿＿＿＿＿＿＿＿＿＿＿＿

情绪：＿＿＿＿＿＿＿＿＿＿＿＿＿

1. 你觉得＿＿＿＿＿＿＿的意义是什么？你觉得我们为什么会拥有这种情绪？

＿＿＿＿＿＿＿＿＿＿＿＿＿＿＿＿＿＿＿＿＿＿＿＿＿＿＿＿＿＿＿＿＿＿＿＿＿

＿＿＿＿＿＿＿＿＿＿＿＿＿＿＿＿＿＿＿＿＿＿＿＿＿＿＿＿＿＿＿＿＿＿＿＿＿

2. 你如何知道你正在经历＿＿＿＿＿＿＿＿？

＿＿＿＿＿＿＿＿＿＿＿＿＿＿＿＿＿＿＿＿＿＿＿＿＿＿＿＿＿＿＿＿＿＿＿＿＿

＿＿＿＿＿＿＿＿＿＿＿＿＿＿＿＿＿＿＿＿＿＿＿＿＿＿＿＿＿＿＿＿＿＿＿＿＿

3. 感觉＿＿＿＿会让你如何行动？换句话说，感觉＿＿＿＿是否使你做了一些你本不会做的事情？

＿＿＿＿＿＿＿＿＿＿＿＿＿＿＿＿＿＿＿＿＿＿＿＿＿＿＿＿＿＿＿＿＿＿＿＿＿

＿＿＿＿＿＿＿＿＿＿＿＿＿＿＿＿＿＿＿＿＿＿＿＿＿＿＿＿＿＿＿＿＿＿＿＿＿

工作表 2.3：分解我的情绪

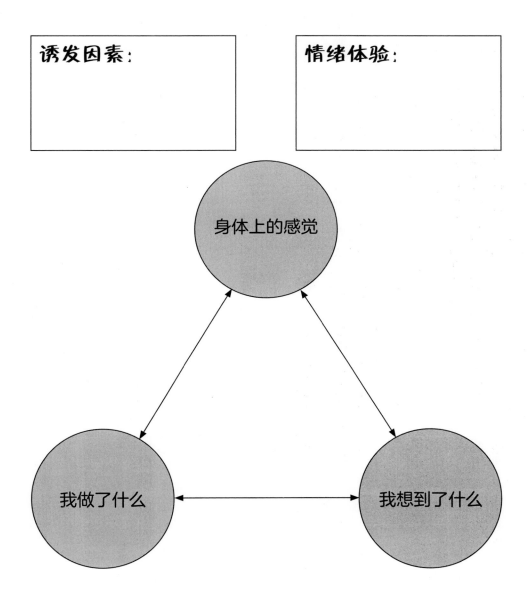

表单 2.1：情绪前中后三阶段追踪表

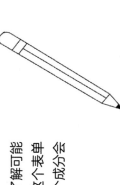

每周，你都需要追踪记录你的情绪体验的前、中、后三个阶段。为了改变你的情绪体验，你需要了解可能出现的模式（例如，是什么触发了你的情绪体验，或者你的情绪体验导致了什么结果），这很重要。这个表单会帮助你了解这些模式。通过坚持记录这些表单并在日后经常回顾它们，你会发现，改变模式中的一个成分会带动一切都发生了改变。

之前发生了什么？（诱发因素是什么？）	之中发生了什么？（对诱发因素的情绪性反应是什么？）			之后发生了什么？（你的情绪性反应导致了什么结果？）	
	想法	身体感觉	行为	短期结果	长期结果

第3章 情绪聚焦的行为实验

目标

- 学习概念："相反的行为"和"情绪聚焦的行为实验"。
- 了解不同类型的活动并确定你喜欢的活动。
- 练习"情绪追踪"和"活动水平"，并尝试针对伤心的行为实验。
- 学习如何继续进行聚焦于情绪的行为实验。

相反的行为：介绍相反的行为和情绪聚焦的行为实验

在本治疗接下来的三章中，我们将进一步聚焦于情绪的三成分，一章关注一个成分。在这一章，我们会关注行为，或者说情绪想要你做的事情。回顾一下你针对一些情绪体验完成的情绪前中后三阶段追踪表。你的情绪想让你做出什么行为？你最终做出了什么行为？情绪想要你做的和你实际做的是相同的，还是不同的？如果它们是不同的，你可能已经使用了我们将在本章讨论的技术之一：**相反的行为**。相反的行为意味着注意到情绪想要你做什么，并以不同或相反的方式行动。

让我们想一个与伤心有关的相反的行为的例子。假设你为了考试非常努力地学习，可是最终得到的分数比你预期的低得多。在这种情况下，许多青少年会用"伤心""沮丧""失望"或"低落"来形容他们面对这种诱发因素时的情绪反应。如果这件事发生在你身上，而你正好也有这样的感受，你可能会在放学回家后把自己关在房间里待整整一下午，躺在床上想着考试这件事。你可能不想和你的朋友或家人说话。虽然在这种情况下有这种情绪是完全正常的，但你觉得选择孤立自己并继续关注自己的成绩会对你的情绪产生怎样的影响？会让你感觉好些吗？很可能不会。在这种情况下，你认为相反的行为有哪些？打电话给朋友，和兄弟姐妹玩游戏，甚至出去散步，这些都属于相反的行为。

在这一章，你将通过情绪聚焦的行为实验，开始练习采用相反的行为。当科学家做实验时，他们通常会改变当下情境中的一件事——同时保持其他一切不变——然后观察结果。你可以将这个方法运用于有关情绪的实验，这就是为什么我们称这个实验是情绪聚焦的。我们将关注改变情绪性行为或者你对情绪的反应，这就是为什么我们把它称作行为实验。当我们把它们放在一起时，我们就得到了情绪聚焦的行为实验，它意味着改变我们的行为，并观察其对我们情绪的影响！

在这一章中，你将和治疗师一起对"伤心"情绪做一个情绪聚焦的行为实验，即伤心的情绪会驱使你做出某些行为，而我们要做出与其相反的行为。有些青少年可能没有感受到强烈的伤心或抑郁情绪，也没有为之感到困扰，但即使这样，我们仍然认为本章介绍的技术会对你有所帮助。每个人都可能在生活中的某一刻体验到强烈的伤心，本章的技术在那些时候会有所帮助。练习针对伤心的情绪聚焦的行为实验也能够帮助你理解行为实验的概念，即采取与情绪性行为相反的行为。一旦你理解了这个概念，你就可以开始把它应用到其他情绪上。在本章的学习过程中，你可以和治疗师讨论如何开始对其他情绪采取相反的行为。

找到你喜欢的活动

许多青少年理解他们的情绪与活动之间的联系，但是当他们感到沮丧和低落时，他们很难通过做一些活动来练习"相反的行为"。当你觉得没有什么事是有趣的时候，你就很难想到可做的事，而要让身体有足够的能量去做这件事就更难了。在本周，你将练习追踪记录你的活动，并至少尝试两次通过练习与情绪性行为相反的行为来改变你的情绪。如果你已经创建了一个你喜欢的或者让你感觉良好的活动清单，那么简单地从清单中选择一项活动比从头开始想出一项活动容易得多。此外，如果你知道你在某些时候更容易感到低落或无聊——比如在周一下午或周末见不到很多朋友时，你可以提前选择要进行的活动，并制订一个相反的行为的计划。

如果我们要用头脑风暴想出一些活动来作为感觉无聊或情绪低落时的相反的行为，从以下五个类别的活动中想出一些例子会很有帮助。

- **服务类活动**是指做一些直接有益于他人或改善他人生活的活动，例如帮助你的妹妹做一个项目或在动物收容所做志愿者。
- **趣味类活动**是你喜欢的活动，无论是你自己做还是和别人一起做，例如，画画或者看一些有趣的东西。
- **社交类活动**是指你和其他人一起做的积极有趣的活动，比如和朋友一起去看电影或者加入一个社团。
- **成长类活动**包括学习一项新技能或努力提升某项技能，例如，学习烘焙或弹钢琴。
- **体育类活动**是指你站起来做一些身体运动，比如散步或在房间里跳舞。

想想你平常做的活动和你在周末做的活动。做哪些事情是因为它们让你感到放松、快乐、兴奋或充满活力？试着想象一下，学校放假一天，也没有什么安排。你会做什么来让自己快乐？做什么会让你觉得自己完成了很重要的事情？如果你需要帮助来想出一些能让你感觉更好的活动，可以参考工作表 3.1：常见愉悦活动清单。试着按照上面讨论的五个类别中的每一类来想一些活动。你也应该尽量选一些很容易做的、低成本或免费的、可以在家里做的活动。如果你实在想不出具体的活动，即使只是在家里走动走动，或者到屋外走走，也是积极的第一步。不管怎样，试着在工作表 3.2：我喜欢的活动清单上至少写下几个活动。当你想到有趣的、对自己来说重要的或有价值的活动时，你可以随时对这个清单进行补充。

在行为实验中追踪记录情绪和活动

既然你已经了解了情绪和活动之间的联系，并且已经开始确定你可能喜欢的活动，就让我们来谈谈如何运用这些信息。在接下来的一周里，你将进行一个情绪聚焦的行为实验，它旨在观察你日常做的活动的数量和类型是否会对你的情绪产生影响。你要记录每天的情绪水平，进行 0—8 评分（数字越高，意味着你感觉越放松、快乐、兴奋或精力充沛），以及你做了多少活动，做了哪些活动。在周末查看这些记录可以让你看到行为实验的结果。你还要把你的记录保存在情绪和活动日记中，就像图 3.1。在你看凯特的日记时，你注意到她的情绪体验和活动之间的关系了吗？

这是凯特填写了 1 周的情绪和活动日记的范例。凯特的情绪越接近"8"，她的感觉就越放松、快乐、精力充沛或兴奋。使用这个范例来帮助你在工作表 3.3 中填写自己的情绪和活动日记。

一周日期	情绪水平 （0—8 分）	活动数量	备注
周一	4	5	很棒的一天——在学校尝试戏剧表演并和朋友们一起吃午饭
周二	2	3	不是太好——没有去参加合唱团，放学后直接早早回家了
周三	3	2	无聊的一天，没有什么可做的，没有和朋友们出去玩
周四	2	1	感觉很低落，在学校的戏剧表演中只参与了很小的一部分
周五	2	1	只是待在家里看电视
周六	2	1	看了更长时间的电视，真的很无聊
周日	2	2	妈妈让我和她去商场，然后回家午睡

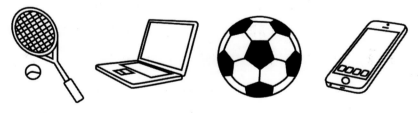

图 3.1

凯特的情绪和活动日记

　　许多青少年会很快注意到，在凯特很少活动、坐着看电视、很少社交的日子里，她感觉更糟，情绪评分也更低。凯特在周一感觉最好，情绪评分也最高，她在那一天做了最多事，包括和朋友在一起，并尝试了戏剧表演。请继续看图 3.2，它清楚地说明了情绪和活动水平之间的关系。虚线是她每天的情绪水平评分，实线是她每天高质量、有乐趣的活动的总和。正如你所见，代表凯特情绪水平和活动水平的线条往往会一起上下波动。凯特的情绪水平与高质量、有乐趣的活动的数量密切相关。在这里需要注意的是，并不总是需要进行很多活动才能使你（或凯特）感觉良好。**有时候，即使只参与了一个非常令人兴奋或愉快的活动，也可以减少伤心的感觉，让你感到更轻松、更快乐或者更有活力！**

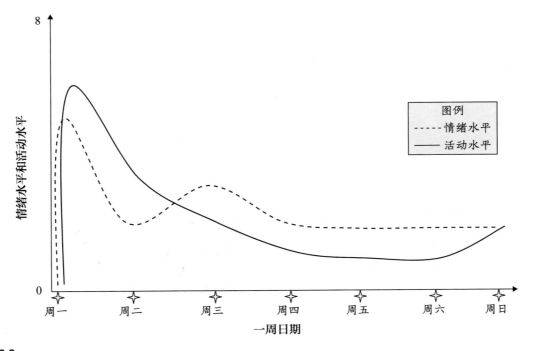

图 3.2

凯特的情绪和活动图

　　凯特在周一的情绪水平更高，而且感觉特别好。这个情况可能意味着她对有可能被选中出演这部戏感到兴奋，她真的很想演一个角色。你觉得如果凯特竭力争取演戏只是因为她的朋友们在演这部戏，而她本人并不真的喜欢演戏，那么她的情绪会是什么样的呢？这可能会导致凯特的心情更糟，在周一的情绪评分也更低。如前文所述，影响我们情绪的不仅仅是我们所做活动的数量，还有活动的类型以及它们对我们来说是不是愉快的、重要的。

家庭练习

　　在接下来的一周里，你需要使用工作表 3.3：情绪和活动日记和工作表 3.4：情绪和活动图来完成你自己的情绪和活动日记及情绪和活动图。同时还要每天查看工作表 3.2：我喜欢的活动清单，数一数你当天参加了多少个令你愉快的活动，包括清单上列举的活动和其他你可能做了的活动。在"活动数量"（见工作表 3.3：情绪和活动日记）一栏中填写当天的活动总数，在"备注"一栏写下你做了哪些活动。你还需要填写工作表上的"情绪水平"一栏，使用 0—8 分制。记住，你的评分越高，说明你的感觉越好。如果你注意到任何使你做了更多或更少活动的模式或原因，你也可以在"备注"一栏将其写下来。请记住，活动少一点也没关系，只要它们仍能改善你的情绪感受。在每周末使用工作表 3.4：情绪和活动图来描绘你的情绪水平和活动，就像凯特那样。

　　你本周的第二个任务是选择两个时间来进行情绪聚焦的行为实验，做出与情绪性行为相反的行为。例如，如果你发现自己感到伤心或无聊，请从工作表 3.2：我喜欢的活动清单中选择一项活动并进行尝试。一定要记下你进行行为实验的时间，每天在工作表 3.3 的"我尝试行为实验了吗？"一栏中填写"是"或"否"。你也可以在"备注"一栏写下你做的实验以及之后的感受。

情绪聚焦的行为实验：坚持到底

　　在记录了一整周的情绪水平和活动之后，现在是时候检查你的实验结果了。当我们看情绪和活动日记（就像你刚完成的那个）时，会发现一些常见的模式。这些模式对你适用吗？

高情绪水平、高活动

本周你做了很多活动，而且你一直感到放松、快乐、兴奋或精力充沛。很棒！你可以看看你做的所有活动，并思考你在每个活动中的感受。是不是有一些活动比其他活动更能改善你的感受？你的情绪是否在你做成长类活动、趣味类活动或社交类活动时有所不同？

低情绪水平、低活动

本周你没有做太多的活动，放松、快乐、兴奋或精力充沛的情绪水平都很低。如果这个模式听起来很像你的情况，就该考虑采取相反的行为了，即从工作表3.2：我喜欢的活动清单中选一些新的活动来做。如果你上周没有练习相反的行为，你可以想一想是为什么。是这些活动看起来太难、太耗时或需要太多的精力吗？如果是这样，你可以选择从一些简短的小活动开始。你可以先一步一步慢慢来，然后逐渐进行更激烈或更频繁的活动。有时，改变活动水平可能需要几周的时间，你的治疗师会提供帮助，指导你进行这种改变。

低情绪水平、高活动

本周你做了很多活动，可你的情绪水平一直很低。让我们想想为什么会这样。有时，当我们试图在一天中做太多的活动时，我们最终会感到不堪重负、紧张和焦虑。有时，我们可能会做很多活动，但并不享受这些活动，因为我们不觉得它们有意义、重要或令人愉快。这两种情况听起来像你的状况吗？如果是这样，你可以少做一些活动，或者把活动类型改成你觉得更有价值的活动。

一些青少年还发现，如果在某一周内发生了让他们不舒服的情绪体验或压力事件，那么他们会感觉更糟，活动水平也会下降很多。如果这样的事情发生在你身上，仅仅是注意到这种现象就可以帮助你思考如何在将来改变它。当压力或引发强烈情绪的事情发生在我们身上时，让自己放慢节奏是很有帮助的，但是长期采取这样的情绪性行为会让我们感到低落或沮丧。

家庭练习

如果你比较容易体验到强烈的伤心或抑郁情绪，或者你在行为实验中发现你的活动水平通常较低，那么坚持更长时间地安排活动并追踪记录你的情绪水平可能会对你有帮助。你可以使用表单 3.1：每周活动计划表来完成这个任务。在每周开始时，与你的治疗师一起为每一天计划和安排一些活动。这些活动可以来自本章讨论的五种活动类别之一，甚至可以是所谓的*自我关照活动*，比如早上吃早餐、做作业或晚上洗澡。每天结束时，记下你实际做了哪些计划中的活动、活动的数量以及你的情绪评分。

如果你觉得此时你不需要与强烈的伤心或抑郁情绪做斗争，你和你的治疗师也可以讨论如何对其他情绪采取相反的行为。你的治疗师会向你介绍第 7 章的一些材料，以支持你进行不同类型的相反的行为。

就像治疗师与你讨论的那样，你每周都需要追踪记录你情绪体验的前、中、后三个阶段。为了改变你的情绪体验，你要了解可能的模式（例如，是什么触发了你的情绪体验，或者强烈／剧烈的情绪导致了什么结果），这很重要。完成表单 3.2：情绪前中后三阶段追踪表可以帮助你继续了解和理解这些模式。通过坚持记录这个表单并每周进行回顾，你将看到改变模式中的一部分是如何改变一切的。如果既填写每周活动计划表又填写情绪前中后三阶段追踪表对你来说练习量太大，请务必和你的治疗师谈谈这件事，这样他就可以告诉你当下哪个表单对你来说更重要。

工作表 3.1：常见愉悦活动清单

下面是一个活动清单（可以做的事情、可以去的地方和可以学的东西等），你可以尝试做其中一些你喜欢的活动来使自己感觉更好。记住你在这次会谈中学到的五类活动。

> **服务类活动**——做一些直接有益于他人或改善他人生活的事
> **趣味类活动**——做一些让你感到有趣或兴奋的事
> **社交类活动**——和他人一起做一些有趣的事
> **成长类活动**——学习一项新技能，并努力掌握它
> **体育类活动**——站起来做一些活动或玩游戏

试着从这个清单里挑选活动或自己想出一些活动，来看看你的活动水平会如何影响你的情绪体验。下列活动分别属于上述的哪种活动类别呢？

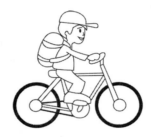
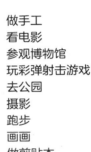
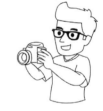
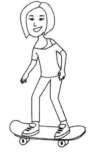

游览水族馆
去游乐场玩
参加艺术课程／项目
临时照看婴儿
打乒乓球
打篮球
去海滩
骑自行车
参加读书社团
唱歌
烹饪
做志愿工作
玩电脑或平板电脑
听音乐会
参观名胜古迹
上舞蹈课
打羽毛球
打排球
学习一门外语
采购生活用品
远足／散步
冥想
滑冰／滑旱冰
演奏乐器
编织／缝纫
跳绳
玩激光枪战游戏

做手工
看电影
参观博物馆
玩彩弹射击游戏
去公园
摄影
跑步
画画
做剪贴本
双板／单板滑雪
学习手语
踢足球
游泳
打网球
写作
照料植物
做瑜伽
去动物园

想想你自己的活动

_____

_____

_____

工作表 3.2：我喜欢的活动清单

　　使用这个工作表列出有趣或令人愉快的活动。如果你想不起有趣的活动，试着想象一下，你放假一天，什么都没安排。在没有限制的情况下，你会做些什么来让自己快乐？考虑一下你想到的事情是不是现实的，是否可以有规律地发生，是不是积极的选择。这可以帮助你生成有趣活动清单，方便你在情绪和活动日记中进行追踪记录。

	活动名称
1	
2	
3	
4	
5	
6	
7	
8	
9	
10	

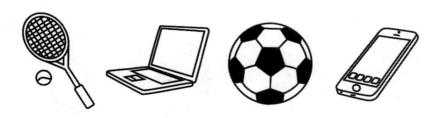

工作表 3.3：情绪和活动日记

　　这是一个供你填写情绪和活动的日记。如果你在填写的过程中需要帮助，可以参考凯特的例子。记住，你的情绪水平越接近"8"，你就越感到放松、快乐、精力充沛或兴奋。试着记录你每天所做的活动的数量，并在"备注"一栏写下你所做的活动的类型。你还需要注意本周你在哪几天尝试了行为实验。在"备注"一栏，你也可以写下做行为实验后你注意到的情绪体验中的任何变化。

一周日期	情绪水平 （0—8分）	活动数量	我尝试行为实验了吗？ （是/否）	备注

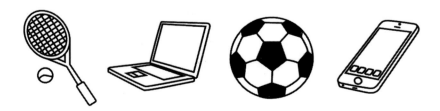

工作表 3.4：情绪和活动图

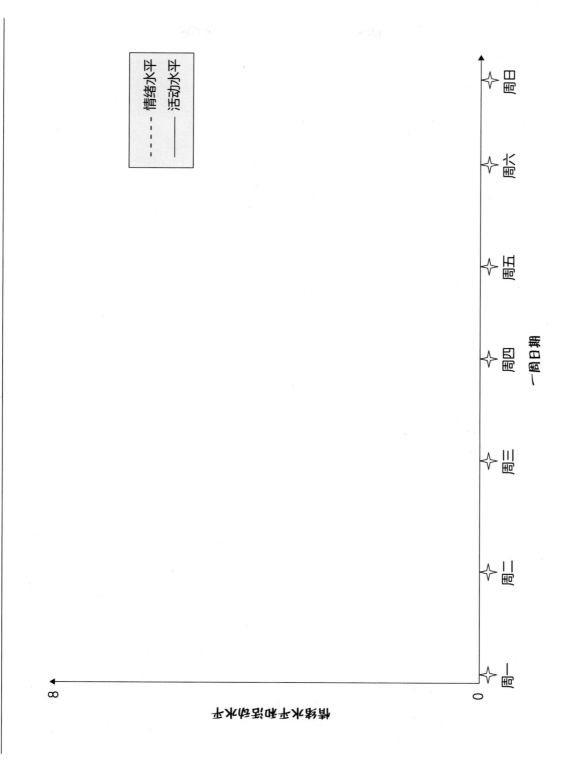

情绪水平和活动水平

一周日期

周一　周二　周三　周四　周五　周六　周日

- - - - 情绪水平

———— 活动水平

0

8

表单 3.1: 每周活动计划表

	周一	周二	周三	周四	周五	周六	周日
计划的活动							
我做的活动							
活动数量							
情绪水平							
备注							

表单 3.2：情绪前中后三阶段追踪表

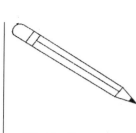

每周，你都需要追踪记录你情绪体验的前、中、后三个阶段。为了改变你的情绪体验，你需要了解可能出现的模式（例如，是什么触发了你的情绪体验，或者你的情绪体验导致了什么结果），这很重要。这个表单会帮助你了解这些模式。通过坚持记录这些表单并在日后经常回顾它们，你会发现，改变模式中的一个成分会带动一切都发生了改变。

之前发生了什么？ （诱发因素是什么？）	之中发生了什么？ （对诱发因素的情绪性反应是什么？）			之后发生了什么？ （你的情绪性反应导致了什么结果？）	
	想法	身体感觉	行为	短期结果	长期结果

第 4 章 觉察身体感觉

目标

- 了解身体感觉与强烈情绪之间的关系。
- 使用身体扫描更好地觉察身体线索。
- 练习体验身体线索，并且不采取任何行动去消除它们。

联系身体感觉与强烈情绪

　　回想一个你感觉到某种强烈情绪的时候。也许是因为你即将要发表演讲而感到焦虑，也许是因为一位朋友说你坏话或你正与父母发生争执而感到生气。不管你所体验的强烈情绪是什么，尽力去回想你是否感受到了任何**身体感觉**。这对很多人来说会很困难，因为我们并不总是关注身体上的感觉，除非这些感觉非常强烈（比如，生病时）。但是很多青少年也提到，当他们经历某些情绪时（例如，高兴、伤心、愤怒、焦虑或害怕），他们的身体有时会提供线索，这些线索告诉他们：他们正在体验这些情绪。所以我们将这些线索称为**身体线索**。比如，当一些青少年感到害怕时，他们会报告心跳加快，或者出汗和发抖。

　　有趣的是，身体线索可能是每个人的身体都会出现的"战或逃"反应模式的一部分。当可怕或突然的事情发生时，这个反应模式会出现。这时，我们的身体也会做出反应，让我们进行反击或快速逃离感知到的威胁。在经历"战或逃"反应时，我们身体会产生一些反应，包括：

- 心跳加速
- 脸红或脸色苍白
- 消化能力减弱
- 肌肉绷紧（由流向肌肉的血流量增加引起）
- 发抖
- 出汗

你的身体快速产生这些反应具有以下功能：（1）确保有足够的血液流入肌肉，让你在需要保护自己时可以采取必要的行动；（2）为身体提供额外的能量；（3）增加速度和力量——这一切都是为了逃离攻击者或与其战斗！人体在这方面有绝佳的表现。

但是，一些青少年在其身体处于非威胁状态下以及不存在真正的威胁时，也会感觉到"战或逃"反应模式下的身体线索。本章的目的之一就是让你了解你的身体是如何对这些威胁的感觉或对伤害的担忧做出反应的，还要让你了解在你并未身处威胁之中时，如果你觉察到了这些感受，你能做些什么。

有时，你感觉到的身体线索越强烈，你越可能认为自己身处危险之中（即便你其实很安全），并且越想要逃离当下所处的情境，这就引发了我们在之前的章节中提到的回避造成的循环。有时，身体线索会非常迅速地对我们造成冲击，为了让自己尽快感觉好一些，我们会采取某些情绪性行为（例如，大叫或逃跑）——尽管从长远来看，这些情绪性行为不是最佳的解决方法。

在上一章中，我们聚焦于改变情绪体验的一个成分——我们的行为，以增加生活中有趣的活动，进而改善情绪。此外，我们也了解了什么是情绪聚焦的行为实验。在本章中，我们将聚焦于情绪体验的另一个成分——我们的身体感觉，通过进行不同类型的行为实验，增强我们对身体感觉的觉察能力。这些行为实验的目的是帮助你认识到，虽然身体线索是令人不适的，但它们本身并不危险，而且会自行消失。首先，我们会讨论身体线索与情绪体验之间的关系。然后，我们将确认你可能会出现的身体线索。有些人能非常清楚地记住他们的身体线索。然而对另一些人来说，如果想让他们较容易地记住自己在情绪体验中可能会有的身体线索，就要让他们进行行为实验，因为实验能使他们更清楚地感受到自己的身体线索。

使用身体扫描和身体绘图来更好地觉察身体线索

在某些情境下，确认你的身体线索是相当容易的。例如，当我们坐过山车时，一些人会感受到兴奋或害怕的情绪，体验到心跳加速、呼吸加快、手心出汗或者恶心等身体线索。在本章中，你将进一步了解到你最常体验到的身体线索。但是，我们往往很难记住在日常活动中或者在那些带来快乐、愤怒、伤心和焦虑等情绪的经历中所感受到的身体线索。

因此，在本章中你要做的第一件事就是在不同类型的情绪体验中或在你的身体感觉强烈时，帮助自己更好地觉察你能感觉到的身体线索。你的治疗师会引导你进行一项叫作**身体扫描**的活动，它需要你密切关注并有意识地注意身体里的任何感觉。治疗师会让你一次只注意身体的一个部位，从头部开始，慢慢地将注意力从上到下，最终转移到脚趾。这样做的目的是提高你对当下经历的任何身体线索的觉察，并且帮助你记住在最近的情绪体验中感受到的身体线索。然后，治疗师会让你使用工作表 4.1：身体绘图，尽可能多地写下或描述你在情绪体验中注意到的身体线索。身体线索能告诉我们有关情绪的重要信息，但每个人体验到的情绪和身体线索是不同的！当你写下或描述身体线索时，回想你最常体验的或最强烈的情绪，并努力想出至少几个伴随不同情绪体验出现的身体线索。例如，当你伤心、愤怒或高兴时，你的身体感觉可能是不同的！

思考你在身体绘图上写下或描述的身体线索。这些身体线索让你感觉好还是不适？在你体验身体线索时，你在哪里或正在做什么是否会改变你的感觉？这些身体线索是否会让你做出一些行为，例如，逃避正在引起这些身体线索的情境或诱发因素？

体验身体线索

只要你处于安全的情境下，你在情绪体验中或在其他活动中注意到的身体线索都是正常、自然并且无害的——即使有时这些身体线索的确很强烈或很有冲击性。为了证明这一点，你将和你的治疗师一起实施一项行为实验，这项行为实验会让你感受到类似于你在经历强烈情绪时感受到的身体感觉。

通过实施一些能使我们体验到与经历强烈情绪时相同的身体感觉的行为实验，我们就可以告诉自己，我们所经历的身体线索是正常和自然的，并且不会伤害我们。这些行为实验被我们称为**身体感觉暴露**。以下是身体感觉暴露清单，你可以和你的治疗师一起进行这些动作或者可以把它们作为你的家庭练习：

■ 左右摇头 30 秒

■ 原地跑步 1 分钟

■ 屏住呼吸 30 秒

■ 坐在转椅上旋转 1 分钟

- 捏住鼻孔，通过一根吸管呼吸 2 分钟
- 尽可能长时间地保持俯卧撑的姿势

　　在你完成每一项身体感觉暴露后，使用已学过的身体扫描技术来关注你的身体线索，不要试图回避它们或者转移注意力。完成这个练习后，你的身体感觉和情绪如何？身体感觉如何随着时间变化？使用工作表 4.2：监测我的身体感觉来追踪你对每个任务产生了怎样的反应。

　　起初，一些青少年会注意到他们在行为实验中出现的身体线索是令人不适的，并让他们想起在焦虑、害怕、愤怒或伤心等强烈情绪中体验到的身体线索。这些身体感觉可以并且会自行消失，只不过这可能需要一点时间。随着你越来越多地练习这些身体感觉暴露，注意你的身体线索并且提醒自己它们是无害的，这些身体感觉就会越少地对你造成困扰，也越少地影响你的情绪。

家庭练习

　　在接下来的一周中，你要在家里独自完成更多的身体感觉暴露练习。这些身体感觉暴露可能会引起类似于你在情绪体验中感受到的身体线索。你可以使用表单 4.1：情绪前中后三阶段追踪表或工作表 4.2：监测我的身体感觉来追踪你完成的那些身体感觉暴露，以及在完成过程中，你可能注意到的任何想法、感受和行为。请记住，正如你和治疗师可能已经讨论过的，重要的是不要做任何事情去消除这些感觉，而是要通过身体扫描去练习对这些身体线索的觉察。

工作表 4.1：身体绘图

确认你在经历不适或痛苦的身体线索时所对应的身体具体位置。

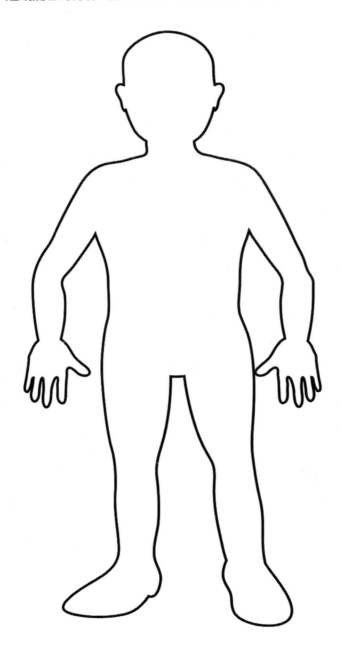

工作表 4.2：监测我的身体感觉

　　使用此工作表来持续追踪你在进行身体感觉暴露的过程中所体验到的身体感觉。记下你完成的每项暴露任务，以及你体验到的身体感觉（例如，胸闷或呼吸急促）和这些感觉的强烈程度。在进行这些暴露时，你有没有注意到自己有关做出情绪性行为的任何想法、情绪或者冲动？

评分表：

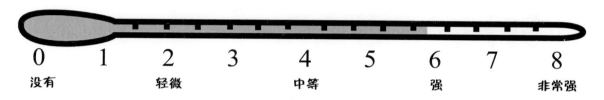

0	1	2	3	4	5	6	7	8
没有		轻微		中等		强		非常强

身体感觉暴露任务	身体感觉	感觉强度 （0—8 分）	描述 （例如，采取情绪性行为的想法、情绪和冲动）

表单 4.1：情绪前中后三阶段追踪表

每周，你都需要追踪记录你的情绪体验的前、中、后三个阶段。为了改变你的情绪体验，你需要了解可能出现的模式（例如，是什么触发了你的情绪体验，或者你的情绪体验导致了什么结果），这很重要。这个表单会帮助你了解这些模式。改变模式中的一个成分会带动一切都发生了改变。通过坚持记录这些表单并在日后经常回顾它们，你会发现，改变模式中的一个成分会带动一切都发生了改变。

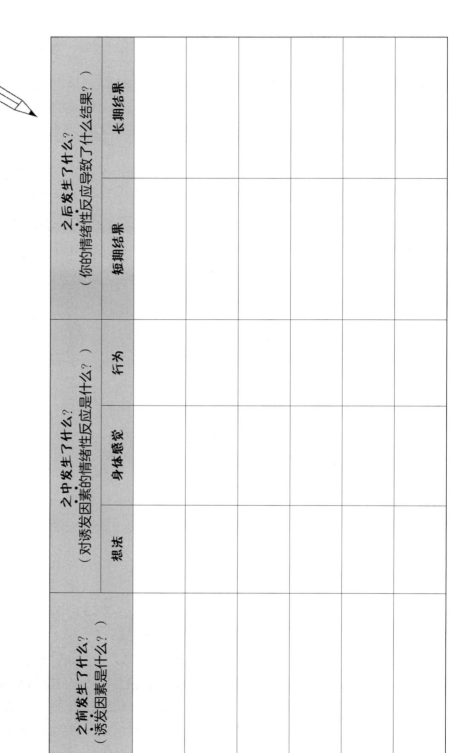

之前发生了什么？（诱发因素是什么？）	之中发生了什么？（对诱发因素的情绪性反应是什么？）			之后发生了什么？（你的情绪性反应导致了什么结果？）	
	想法	身体感觉	行为	短期结果	长期结果

第 5 章 　让你的思维灵活起来

目标

- 学习让你的思维灵活起来。
- 了解常见的思维陷阱。
- 使用侦探思维挑战你的自动想法。
- 学习问题解决的步骤，并开始将它们用于解决问题。

让你的思维灵活起来：自动解释和替代解释

在每天的生活中，你会对周围发生的事情不断地进行思考并做出决定，而你甚至没有意识到这一点。例如，你早上刚到学校，就听到上课铃响了，你可能会立刻朝教室跑去。你当时甚至根本没想过铃声意味着你应该出现在教室里。或者，想一想你或其他人在开车时看到红灯亮了会发生什么。你可能会踩刹车来停车，根本不需要花时间考虑红灯意味着什么。我们知道如何在这些情境下采取行动，因为我们太熟悉这些情境了，以至我们的大脑会走捷径，从而让我们行动得更快。如果你不得不停下来思考学校里响起铃声意味着什么，或者红色交通灯意味着什么，会出现怎样的情况？你可能最终会上课迟到或闯了红灯！这种未经思考就解释一个情境的过程被称为**自动解释**。

　　我们的自动解释通常是有益的，因为就像上面举的例子，这些自动解释让我们能够对环境中的事物做出快速反应。然而，我们的自动解释有时可能会给我们带来麻烦，因为它们并不总是准确的或有益的。我们可能会错过其他更准确的或更有益的解释，因为我们的大脑正在走捷径。当我们体验到强烈情绪时，就可能出现这种情况。我们的恐惧、伤心、愤怒或其他情绪可能会影响我们在某个情境下做出的自动解释。例如，当我们感到伤心或担忧时，我们可能倾向于关注情境中较为消极的部分。聚焦于消极的部分又会让我们感到更加伤心和担忧。当我们感到高兴或兴奋时，我们可能会对情境有更积极的看法，这可能会让我们继续保持良好的感觉，甚至有比之前更好的感觉。因此，如何解释生活中的这些情境变得非常重要，学会灵活地运用自动解释也很重要！

　　让我们来看一个例子。想象一下，你在课后跟老师谈论你在考试中的表现，老师表扬你在总体上做得很好，但是老师也提了一些改进建议，希望你下次能做得更好。当你离开时，你的**自动解释**可能是：我表现得不好，老师只是在比较友善地安慰我而已。如果你继续聚焦于"老师当时是在批评我或只是给了我虚假的表扬"这样的想法，你可能会感觉更糟。如果你由此认为自己不擅长考试，开始回避参加考试或花费太多时间准备考试，甚至可能会导致情绪性行为。然而，你的自动解释并不是解读老师反馈的唯一方式。相反，你可能会认为自己在考试中有表现得好的地方，也有不足的地方。这被称为**替代解释**，或者是采用不同的、更平衡的或更现实的看法来解释这个情境。如果聚焦于这种更中立的解释，你可能会将这个情境视为一个机会，借此提升你在考试中的成绩。在此情境中，你也可以选择关注老师的表扬，这可能会让你感觉良好。不仅情绪会影响我们对情境的解释，对情境的解释也会影响我们的情绪。

　　试着开始关注白天突然出现在你脑海中的想法，尤其是在让你产生强烈情绪的情境中所出现的想法。当你发现自己在进行自动解释时，想一想是否还有其他的、替代的想法也可能是准确的，甚至是更准确的。这个练习可以帮助你在思考情境时，开始变得更加灵活。

思维陷阱

有时，对特定情境的消极看法是有道理的，但通常来说，不同的解释，即更中立甚至积极的解释，是更为现实和有益的。然而，一些青少年可能会一次又一次地陷入相同的解释中，很难以不同的方式看待事物。在评估相似的情境时反复使用相同的思维方式被称作**思维陷阱**，因为它很容易让人反复陷入其中，尽管事实和经验表明情境和情境之间可能存在差异。你可以查看本章结尾的工作表 5.1：常见的思维陷阱。在该工作表中，你会看到青少年容易掉入的最常见的思维陷阱清单，以及掉入每个思维陷阱的想法示例。你可能会发现其中的一两个思维陷阱对你来说比其他思维陷阱更常见。

让我们来看一些最常见的思维陷阱的例子。**想到最坏结果**指的是人们倾向于认为最坏的结果会发生。例如，假设你给你的朋友发了信息，但是她没有给你回信息。如果这时你开始认为她不喜欢你，而且不想再和你做朋友了，你可能就在想到最坏结果。或者，如果你担心若不以某种方式洗手，就会患上可怕的疾病，那么你可能也在想到最坏结果。在这两种情况下，你都在想到最坏结果，因为你相信结果会是灾难化的；实际上，即使你的朋友没回你的信息或者你不以某种方式洗手，通常也不会导致可怕的后果。很多陷入想到最坏结果这个思维陷阱的人还认为，如果坏事发生了，他们将无法加以处理或应对。

过早下结论指的是高估坏事发生的可能性。例如，如果你看到一场暴风雨即将来临，就开始认为你的房子遭雷击的可能性非常高，那么你可能在过早下结论。当你意识到自己在过早下结论时，可以查找与你所担心的结果实际发生概率相关的信息，这有时会对你有所帮助，甚至会令你感到惊讶。

让我们再看一个例子。另一个常见的思维陷阱是**忽略积极方面**，它指的是倾向于只关注情境中的消极方面而忽略积极方面。还记得前面讨论的考试的例子吗？如果你忽略积极方面，你就会只关注老师提出的改进建议，而忽略了她对你的表现也给予了表扬。

家庭练习

在接下来的一周，努力觉察你在什么时候会掉入工作表 5.1：*常见的思维陷阱*中所讨论的一些思维陷阱。当你觉察到自己正在掉入思维陷阱时，把你的想法写到它所属的思维陷阱下面。在一周结束时，再看看你写下来的想法。你是否留意到了你更容易掉入某些思维陷阱？

你的治疗师可能还会让你使用表单 5.2：*情绪前中后三阶段追踪表*，继续追踪你在本周的情绪体验。该表单附在本章结尾。

使用侦探思维挑战你的自动解释

你已经练习了如何识别你的自动解释，并判断它们是否属于某个思维陷阱，现在让我们来谈谈你可以如何帮助自己跳出这些思维陷阱。有帮助的做法是，将自动解释看作在特定情境中可能正确的一种假设或猜想。为了确定该假设是否有任何证据支持，重要的是收集证据，然后确定该证据是否支持你的假设。在本治疗中，你会学习到将你的自动解释视为需要评估的假设。

我们把重新评估你的自动解释过程称为**侦探思维**，因为我们想让你以侦探的方式思考你的解释或假设——将它们视为需要调查的内容。当我们调查自己的自动解释时，就是在寻找是否有任何证据能支持、抛弃或改变我们最初的解释。**侦探式提问**是寻找证据的一种方式，包括问自己一些问题来评估支持我们想法的证据。翻到工作表 5.2：使用侦探式提问来评估我的想法，你将看到对三个最常见的思维陷阱进行侦探式提问的示例。如果你仔细阅读这些问题，你会发现其中的许多问题都在让你思考：（1）为什么你那么确定你所担心的结果是真实的？（2）根据你的经验，还有其他结果可能也是真实的吗？（3）如果你担心的结果真的发生了，会有多糟糕？该工作表中的许多提问都很容易应用于其他思维陷阱，而且当你收集证据时，你很可能会想到一些其他的侦探式提问。

选择你在工作表 5.1：常见的思维陷阱中记下的一个自动想法，通过一些侦探式提问来评估支持这种想法的证据。在进行了侦探式提问后，你还像之前那样确信你的自动解释是正确的吗？

使用侦探式提问只是侦探思维的一个步骤，但它是最重要的一个步骤！既然你已经开始掌握侦探式提问的窍门了，就让我们接着学习其他的步骤并完成整个侦探思维的过程吧。

- 第 1 步，**识别你的自动解释**。就像你已经练习过的那样，在这个步骤中，你需要识别导致你感受到强烈情绪的自动解释。示例："如果我的成绩报告单上不是全 A，我就绝不会进入一所好大学。"
- 第 2 步，**确定你是否掉入了思维陷阱，并试着确定是掉入了哪一个或哪几个思维陷阱**。示例：想到最坏结果。
- 第 3 步，**就像你已经练习过的那样，使用侦探式提问来评估支持你的自动想法的证据**（工作表 5.2）。
- 第 4 步，**在查看你的证据后，确定最现实或最可能的结果是什么**。
- 第 5 步，**如果第 4 步的结果发生了，你能处理或应对它吗**？有时候，你在第 4 步中得到的最现实的结果并不有趣，它可能会带给你强烈的情绪，或者它并不是你在那个情境下想要得到的结果。然而，它是可能发生的最糟糕的事情吗？你能熬过去吗？你将如何熬过去？

　　现在你已经了解了侦探思维的步骤，可以使用工作表 5.3：成为侦探——侦探思维的步骤开始练习将这些步骤用于你自己的自动解释。通常，使用侦探思维的最佳时间是在你发现自己在某个情境中的情绪变得强烈之前。这是因为当你处在让你感到伤心、愤怒或紧张的情境中时，你常常会被情绪所淹没，以致很难灵活地思考其他可能性也是真实的解释。因此，如果你能提前思考可能会让你在未来感受到强烈情绪的事情（例如，如果知道大型聚会让你感到非常紧张，或不得不照顾兄弟姐妹会让你感到沮丧），就可以提前针对这些诱发因素的自动解释进行侦探思维。

　　使用侦探思维的最佳时机是进入一个引发情绪的情境之前，不过这并不是使用它的唯一时机！如果你留意到自己正在以一种无益的或不现实的方式想一些已经发生的事情，或者留意到自己在一遍又一遍地想过去的事情，你也可以使用侦探思维。

家庭练习

　　在接下来的一周，试着提前思考一两种可能让你体验到强烈情绪的情境。使用表单 5.1：侦探思维追踪你的自动解释和思维陷阱，并使用侦探式提问来评估证据（例如，过去发生了什么？可能发生的最坏的情况是什么？），以及寻找你的替代想法或更现实的想法。注意，这个表单的第一行已经替你用一个示例进行了填充。你的治疗师可能会在接下来的几次会谈中要求你继续使用这个表单练习侦探思维。

　　你的治疗师可能还会让你使用表单 5.2：情绪前中后三阶段追踪表继续追踪你在本周的情绪体验。该表单附在本章结尾。

摆脱困境：问题解决

　　我们每天都会面临大大小小的问题。如果你早上发现配麦片的牛奶喝完了，你就遇到了需要找别的食物当早餐的问题。一个更大的问题可能是，你告诉朋友你会在周日和她一起去看电影，你不想让她失望，但你又想起下周一有一个重要的考试，因此周日你需要复习准备考试。当问题出现时——尤其是那些让你感到愤怒、伤心、担心或其他情绪的问题——你可能会卡在某种解决问题的方式中。本章到目前为止，当你卡在某种解释中或某种对情境的思考方式中时，你一直在练习使用侦探思维。**问题解决**是另一种可以帮助你摆脱困境的技术。问题解决可以帮助你灵活地思考在特定情境下可以做的其他事情。

就像侦探思维一样，问题解决有五个非常重要的步骤，让我们一个一个地了解。你的治疗师可能会使用图 5.1 来帮助你完成第一个问题解决的例子。

- 第 1 步，**定义问题**。尽可能以最简单直白的方式来定义问题。这一步非常重要，因为如何定义问题将会影响接下来你能想到的解决方案。
- 第 2 步，**确定一些解决方案**。努力想出一些可能的解决方案。这一步的关键是先不要评估它们或判断它们是好是坏。你只需要想出尽可能多的解决方案，即使你认为它们可能不起作用。
- 第 3 步，**列出每一个解决方案的优缺点**。对于第 2 步中的每一个解决方案的优缺点，都要至少各想出一条。
- 第 4 步，**选择其中一个方案去尝试问题解决**。根据每个解决方案的优缺点，选择一个并尝试它。具体说出你打算何时以及如何将该解决方案付诸行动。
- 第 5 步，**如果有需要，你可以回到第 1 步将这个过程再进行一遍**。通常，一个问题的第一个解决方案可能并未以我们希望的方式解决该问题，或者可能根本就没有解决问题。要记住，这很正常，也很常见。当这种情况发生时，你可以尝试你已经想到的其他解决方案，或者你可以回到第 1 步重新开始这个过程。第一次尝试问题解决方案时的失败可能会帮助你改变对问题的定义，或思考其他解决方案。

当试图找出一个问题的解决方案时，我们每次都有一组步骤可以使用。事实上，你甚至可能在没有意识到的情况下已经使用这些步骤了。

第 1 步很简单，**定义问题**。请注意：你定义问题的方式将影响你找出的解决方案。尽量使问题简单化。

你要解决的问题是什么？

我跟朋友说了我会跟她一起去看电影，但是我明天有一个重要的考试，我还没有复习。

现在，试着确定所有可能的解决方案，或者为了解决这个问题，你能做的所有事情。记住，不要马上评判你的解决方案，只需要列出尽可能多的解决方案。

在这种情境下，你都能做什么？

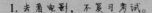

1. *去看电影，不复习考试。*
2. *跟朋友说我有考试，问问她可否改期。*
3. *在家复习，但不告诉朋友。*
4. *在我复习的时候，让我弟弟陪我朋友去看电影。*
5. *让我弟弟复习并替我去考试。*

既然你已经列出了一些可能的解决方案，就让我们开始想想每个解决方案的优缺点吧。每种解决方案可能带来什么结果？

使用下一页的表，在对应的框里写下上面列出的每种解决方案的优点和缺点。

图 5.1

摆脱困境——问题解决各步骤的示例

解决方案	每个方案的优点是什么？	每个方案的缺点是什么？
解决方案 1	我去看了电影，我的朋友不会失望。	如果我没复习，我会考不好。
解决方案 2	如果我复习了，我可能会考得很好，而且我也可以在另一个时间去看电影。	我会让朋友失望，而且她可能没法改约时间。
解决方案 3	如果我复习了，我可能会考得很好，而且不用担心要告诉朋友。	如果我不打电话告诉她或直接爽约，我的朋友会非常生气。
解决方案 4	如果我复习了，我可能会考得很好，而且我的朋友不会失望。	我的朋友可能不想跟我多看电影，她可能会因为我不能去而感到失望。
解决方案 5	我去看了电影，我的朋友不会失望。	我的老师会注意到我又在替我考试，我就差上麻烦了。

现在，圈出一个你觉得最好的解决方案并实行！

找出你计划实行该解决方案的具体时间：

我明天跟朋友说我有考试，问问她可否改期。

图 5.1（续）

家庭练习

在接下来的一周，留意你所遇到的问题。至少选择一个问题，并运用工作表 5.4：摆脱困境——问题解决的步骤中的步骤进行问题解决。你不需要选择一个很大的问题，但要试着选一个能让你产生一些情绪的问题。在完成了问题解决的步骤之后，一定要尝试你的解决方案，并思考该解决方案是否有效。你解决问题了吗？你是否需要返回到前面的步骤并再次尝试？

在本章中，你还需要通过完成表单 5.2：情绪前中后三阶段追踪表来继续追踪你每周的情绪体验。如果既做侦探思维或问题解决练习，又填写情绪前中后三阶段追踪表，让你感觉在一周内需要完成的练习量太大了，一定要和你的治疗师谈谈，这样他就可以告诉你，完成哪个练习对你来说更重要。

现在，你已经用了好几周来追踪你的情绪体验，留意到什么模式了吗？跟你的治疗师讨论一下可能会对你有帮助。

工作表 5.1：常见的思维陷阱

我们的感觉与我们的信念和想法直接相关。对于任何情境，我们都可以有不同类型的想法。有些想法会让我们感到平静或快乐，但也有些想法会让我们感到焦虑、愤怒或低落。我们称这些想法为**思维陷阱**，因为我们有时会陷入一种无益的思维模式中。

以下是常见的思维陷阱清单。我们在会谈中讨论了其中一些，还有一些可能对你来说是新的。在你可能掉入的思维陷阱左侧的方框里打钩，并在该思维陷阱对应的空白处写下你的例子。

☐ **过早下结论**——认为坏事发生的可能性比实际情况大得多。

例子：你认为你搭乘的飞机有 90% 的概率会坠毁（而真实的坠毁概率只是 0.000013%）。

你的例子：

_____

_____

☐ **想到最坏结果**——告诉自己最坏的情况正在发生或即将发生，而不考虑通常没那么消极的情况。

例子：如果你的父母到点还没回到家，你就认为他们出事故了。

你的例子：

_____

_____

☐ **忽略积极方面**——告诉自己，你的成就或成功"不重要"，你只是"运气好"。你总是关注消极的方面而不是积极的方面。

例子：你告诉自己，虽然你在考试中取得了好成绩，但那只是因为题目刚好很简单。

你的例子：

_____

_____

□ **非黑即白思维**——认为一个情境只有两种可能，要么好，要么糟糕，没有中间地带。

例子：认为自己没有在考试中全做对，因此自己就是一个失败者。

你的例子：

_____

_____

□ **预测未来**——预测未来会发生一些负面的事情，好似你能用水晶球占卜一样。

例子：你决定不参加独奏会，因为你确信自己会搞砸。

你的例子：

_____

_____

□ **读心术**——你相信自己知道别人在想什么，而不考虑其他更有可能的可能性。也不去证实别人真实的想法。

例子：你认为班上的一个女孩肯定不喜欢你，虽然你从没跟她说过话。

你的例子：

_____

_____

□ **情绪推理**——认为某件事一定是真的，因为你强烈地"感觉"到了（其实只是你的想法），并忽略或否认相反的证据。

例子：如果你感觉父母出了车祸，你就坚信这是真的，尽管他们已经告诉你，他们可能会晚点到家。

你的例子：

_____

_____

☐ **贴标签**——给自己或他人贴上一个固定的、笼统的标签，不考虑从更合理的证据中得出一个没那么灾难化的结论。

例子：你对自己说，"我很丑"或"我很笨"。

你的例子：

_____

_____

☐ **"应该"和"必须"的陈述**——对自己或他人的行为有精确的、固定的期待，并过高地估计没有达成这些期待的严重程度。

例子：你认为，如果你和你的同学们没有像老师要求的那样走直线，老师就会打电话给你们的父母，你们则会陷入大麻烦。

你的例子：

_____

_____

☐ **魔法思维**——认为通过你的行动，你可以有能力控制实际上你无法控制的事情。

例子：认为如果你给妈妈打电话，她就不会出事故。

你的例子：

_____

_____

工作表 5.2：使用侦探式提问来评估我的想法

　　侦探式提问是你在评估任何自动解释或想法时可以提出的问题。这里列出了一些例子。这些问题中的大多数都能很好地应对许多思维陷阱，但你可能需要都试一下，看看哪些问题对你来说最适合。你也可以想出其他没有出现在这个工作表中的侦探式提问。

我确定吗?

1. 我百分之百确定_____会发生吗?

2. 我有什么证据支持这种害怕或信念吗?

3. 我有水晶球吗? 我怎么能肯定我知道答案?

4. 可能有其他解释吗?

5. 我是否因为强烈的情绪而错过了其他可能发生的事情?

实际情况会有多糟?

1. 可能发生的最坏结果是什么? 有多糟糕?

2. 如果_____真的发生了，我处理得了吗? 我会如何处理?

3. 那又怎么样?

4. 我在过去处理过_____吗?

5. 如果_____真的发生了，会有什么好的结果吗?

以前发生过什么?

1. 过去在这种情境下发生了什么?

2. 根据我过去对这种情境的经验，最常发生的是什么?

3. 其他人在这种情境下会怎么样?

　　根据你对这些提问的回答，还有什么其他方式来看待这种情境吗?

工作表 5.3：成为侦探——侦探思维的步骤

侦探思维是一个工具，你可以用它来寻找与你的想法或解释有关的证据和线索，从而帮助你弄清楚自己是否陷入了"思维陷阱"。请用这个工作表来帮助你完成侦探思维的各个步骤。参考工作表中对每个步骤的描述，以获得关于如何进行侦探思维的更多说明。

第 1 步是**识别解释**。尝试找到**解释背后的情绪性想法**。例如，核心解释可能不是"如果拿不到全 A，会很糟糕"，而是"如果我的成绩报告单上不是全 A，我就永远没有机会上我真的很想上的大学"。

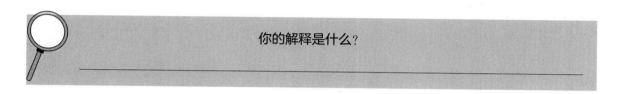

你的解释是什么？

现在，试着确定你是否掉入了任何思维陷阱（例如，过早下结论、想到最坏结果或忽略积极方面）。参考工作表 5.1：*常见的思维陷阱*中关于常见的思维陷阱的描述。

你掉入了哪些思维陷阱？

下一步是使用工作表 5.2：*使用侦探式提问来评估我的想法*中列出的一些侦探式提问来评估证据。

侦探式提问	回答

在评估证据之后，下一步是**选择一个现实的结果**。最后，考虑如果这种结果真的发生了，你**是否能够应对**。

表单 5.1：侦探思维

自动解释（想法）	识别 "思维陷阱"	评估证据的策略／提问	替代想法
我去度假将要搭乘的飞机会坠毁。	想到最坏结果	侦探式提问。有多大的可能性？过去发生过什么？	飞机坠毁的可能性很小。

工作表 5.4：摆脱困境——问题解决的步骤

当试图找出一个问题的解决方案时，我们每次都有一组步骤可以使用。事实上，你甚至可能在没有意识到的情况下已经使用这些步骤了。

第 1 步很简单，**定义问题**。请注意：你定义问题的方式将影响你找出的解决方案。尽量使问题简单化。

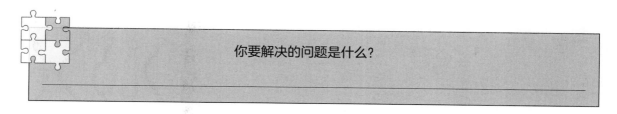

你要解决的问题是什么？

现在，试着确定所有可能的解决方案，或者为了解决这个问题，你能做的所有事情。记住，不要马上评判你的解决方案，只需要列出尽可能多的解决方案。

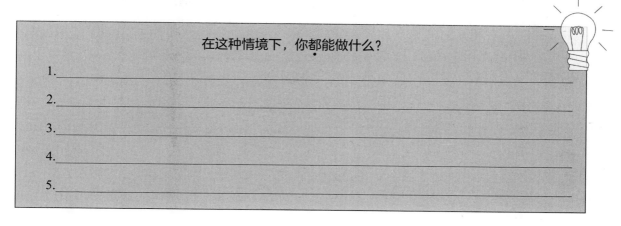

在这种情境下，你都能做什么？

1._____
2._____
3._____
4._____
5._____

既然你已经列出了一些可能的解决方案，就让我们开始想想每个解决方案的优缺点吧。每种解决方案可能带来什么结果？

使用下一页的表，在对应的框里写下上面列出的每种解决方案的优点和缺点。

	每个方案的优点是什么?	每个方案的缺点是什么?
解决方案 1		
解决方案 2		
解决方案 3		
解决方案 4		
解决方案 5		

现在，圈出一个你觉得最好的解决方案并实行！

找出你计划实行该解决方案的具体时间：

_____

如果你选择尝试的解决方案对问题的解决无效，你可以重新开始问题解决的步骤。使用你现有的信息，重新评估你的解决方案选项，并选择另一个解决方案再次尝试。

表单 5.2: 情绪前中后三阶段追踪表

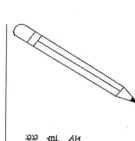

　　每周，你都需要追踪记录你的情绪体验的前、中、后三个阶段。为了改变你的情绪体验，你需要了解可能出现的模式（例如，是什么触发了你的情绪体验，或者你的情绪体验导致了什么结果）。这个表单会帮助你了解这些模式。通过坚持记录这些表单并在日后经常回顾它们，你会发现，改变模式中的一个成分会带动一切都发生了改变。

之前发生了什么? (诱发因素是什么?)	之中发生了什么? (对诱发因素的情绪性反应是什么?)			之后发生了什么? (你的情绪性反应导致导致了什么结果?)	
	想法	身体感觉	行为	短期结果	长期结果

第6章　觉察情绪体验

目标

- 学习如何觉察情绪体验。
- 学习练习觉察当下的步骤。
- 学习如何使用非评判觉察来增加对情绪体验的接纳。
- 将觉察当下和非评判觉察用于情绪体验。

增加对情绪体验的觉察

想想这样的一个时刻，你过于沉浸在自己的想法或情绪中，以致你甚至不知道自己当时在做什么，或者你最终是如何结束某个事情的。也许你一心想着父母不同意你去参加一个派对，以致你在吃午饭时都没和朋友说话，而且随着时间的推移，你觉得自己变得越来越担心、难过或生气。或者你可能过于担心自己在篮球训练中的表现，以致你一整天都在想着这件事，而且你最终决定还是待在家里，不去打篮球了。有时候，发生这样的事情是因为强烈的情绪会阻止我们注意、享受或欣赏当下正在发生的事情，导致我们更有可能卷入情绪化行为中。当人们重新聚焦于当下正在发生的事情时，有时会意识到，与最初令他们感到困扰的诱发因素相比，他们的情绪性想法更让他们感到苦恼！

不专注于当下有时被称为**自动驾驶**。当一架飞机或者一列地铁处于自动驾驶状态时，它会自动运行一小段时间。不过，当我们谈论你处在自动驾驶状态时，指的是你没有真正思考自己在做什么的时候。例如，我们中的许多人在完成其早晨的例行程序（例如，洗澡、穿衣服和刷牙）时，并没有真正关注这个过程的每一个步骤。当你以这种方式处于自动驾驶状态时，你就没有关注周遭正在发生的事情的细节。我们建议你尽量缩短自动驾驶的时间，改为尝试待在"此时此刻"。这个概念听起来可能很奇怪，因为你觉得你太清楚自己在引发强烈情绪的情境中会出现什么样的想法和体验了，毕竟那些情绪太困扰你了！但是，在现实中，我们在这些时候也许只会过度关注无益的想法，这些想法是关于我们自己、过去的事情或者对未来的担忧的。我们过度关注的是这些想法，而不是当下！因此，处在自动驾驶状态会把我们困在一个强烈的情绪龙卷风里，并导致我们被卷入无益的情绪性行为中。

觉察当下可以通过放慢我们的思维速度，以及增加我们对自己及周围正在发生的事情的觉察，来帮助我们摆脱自动驾驶状态。在练习觉察当下的时候，我们每次只关注一件事情并完全投入"此时此刻"中，而不关注未来（还未发生的）或者过去（我们已不能改变的）。

练习觉察当下的步骤

练习觉察当下时有三个步骤需要遵循：

1. **注意它**（安静地注意你所处的环境和情绪体验）
2. **描述它**（给你的体验细节大声地贴标签或只小声对自己说）

3. 体验它（用你所有的感官，不受干扰地充分体验这一刻）

为了注意它，你需要试着去觉知你看到、听到、闻到、尝到或触摸到了什么。描述它则是试着用文字在脑海中给自己的感受贴上标签并进行描述（或者大声告诉你的治疗师或其他支持你的人）。重要的是，不要试图决定你的每个想法或感受意味着什么，只是注意当下正在发生什么，就像体育比赛中的实况报道一样。给你看到、闻到、尝到、触摸到和听到的内容贴标签。例如，如果你正在绘画或涂色，描述你正在做的事情的细节。你在画什么形状？你用多大的力涂色？蜡笔有味道吗？你的手指握着蜡笔会觉得凉吗？你是否注意到或感觉到了蜡笔的纹理？你观察到了什么颜色？你对你正在做的事情有什么想法？

体验它是让你自己完全沉浸在当下。这究竟是什么意思？在大多数情况下，你会尽可能地投入此时此地，并尽可能多地调动你的视觉、嗅觉、触觉、味觉和听觉来聚焦当下。让自己全神贯注，尽可能少分心，充分体验当下时刻。例如，在散步时，你可以注意走路时吹来的微风、你途经的树木、阳光照射在皮肤上的感觉、双腿的动作以及脚底踩在地面上的感觉，从而充分体验当下。当然，如果你分心了也没关系！你只需要注意到你分心了，然后把自己带回到当下即可。

你可以通过将你的觉察放到日常的事物和活动上，来开始练习觉察当下。例如，你可以首先注意你在吸气和呼气，以及每次呼吸时的身体动作和感觉。将觉察当下带入日常生活的其他例子中，包括充分觉察走路或吃饭、坐在书桌前、完成家务或在户外的体验。像这样练习觉察当下将有助于增加你此时此刻正在做的事情的乐趣，还可以防止你陷入对过去或未来的分心或令人不安的担忧中。

在利用日常的事物或活动进行觉察当下的练习后，你可以开始觉察自己的情绪体验。你可以像在第 4 章中做的那样，从**身体扫描**开始，觉察你产生强烈情绪时的身体感觉。然后，当它们在你的脑海中浮现时，你就可以开始注意你的想法并给它贴标签了。接着，觉察你的情绪化行为（见工作表 6.1：注意它、描述它、体验它）。

接纳我们对情绪体验的觉察

非评判觉察是觉察当下的一种形式。它是一种对我们的内在和周围发生的事情的具有同情心的、友善的和接纳的觉察。在非评判觉察中，你会被鼓励用一种友善并且理解的态度去接近你的情绪体验——无论是什么情绪体验——就像对待朋友那样！例如，你可能会因为数学作业做错了题而称自己是笨蛋，或者因为在弹吉他时弹错一个音就称自己是失败者，但如果这些事情发生在你亲近的朋友身上，你会说他们是笨蛋或者失败者吗？不会，你可能会更接纳、理解甚至同情他们。这是练习把非评判觉察带到你自己的情绪体验中的一种方式。

非评判地觉察我们的情绪体验可以帮助我们改变情绪性行为。比如，在上述情境中，若你采用非评判的态度对待这些小挫折，你更可能会再次尝试，让自己有机会在作业或者吉他演奏上表现得更好，而自我评判则可能导致譬如因害怕犯更多的错误而拖延作业或者不再参加吉他练习这样的情绪性行为。

在进行了几次觉察当下的练习后，你可以开始将非评判觉察带入你对日常事物、情境和你自己的情绪体验的觉察练习中。练习非评判觉察的第一步是简单地注意你会在什么时候给一个事物、想法、人或情境贴上好或坏的标签。当你留意到自己正在做出那种类型的评判后，请尝试用一种更中立的或者事实性的描述来代替这些标签。例如，不要将某种食物描述成"恶心"的，尽量关注它的口味和它在你嘴里的感觉；不要形容你途经的树木"丑陋"，注意它并告诉你自己这棵树有怎样的颜色、纹路以及树枝的高度；不要给一个想法贴上"坏的"标签，尽可能详细地叙述你的这个想法。你甚至可以在练习非评判觉察时加一点难度，注意和描述那些会引起你强烈情绪的事情，同时尝试使用尽可能中立和紧贴事实的语言。

将觉察当下和非评判觉察应用于我们的强烈情绪

一旦你掌握了运用觉察当下和非评判觉察来感受身体内外体验的诀窍，你就可以开始练习在感觉到强烈情绪时使用它们。你可以选择听音乐或看视频、读或写一个故事或者进行会引起强烈情绪的其他活动来进行练习。你的治疗师会与你在会谈中确认哪些练习对你是最适合的，并帮助你一起练习。

当进行这些练习时，你需要做的是关注你所感受到的情绪，以及你的情绪体验的各个成分，包括与这些情绪相关的想法、身体感觉和行为。运用觉察当下技术去注意并向自己描述情绪中的不同成分，并且通过尽可能地关注它们来充分体验它们，而不是让自己分神或者将这些想法和身体感觉推开。如果你注意到自己对体验有任何的评判，请尽量使用更中立或友善的且更贴近事实的语言对这些评判进行重述。

你可以与治疗师一起做的一件事是写一个简短的故事，讲述你在生活中经历强烈情绪时的一个情境。当你写下这个故事并把它读给自己或治疗师听时，你可以使用觉察当下和非评判觉察技术，关注你体验到的情绪、想法和身体感觉，不要评判它们或试图推开它们。如果你和你的治疗师决定进行这项活动，你们可以使用工作表 6.2：情绪故事。

家庭练习

在接下来的一周里，你将练习觉察当下和非评判觉察。使用表单 6.1：觉察练习监测来追踪你的练习。不带评判和觉察当下可能会让人感觉很不一样、不切实际或难以做到，但它并不是你必须做到完美才能有帮助的事情。与任何其他技术一样，它需要练习。尝试每天练习，5 分钟就够了！

你还需要使用表单 6.2：情绪前中后三阶段追踪表，在这周内继续追踪其他情绪体验的之前、之中和之后。

如果既做觉察练习监测又填写情绪前中后三阶段追踪表让你感觉在一周内需要完成的练习量太大了，一定要和你的治疗师谈谈，这样他就可以告诉你，目前完成哪个练习对你来说更重要。

工作表 6.1：注意它、描述它、体验它

注意它、描述它、体验它可以帮助你练习觉察当下。

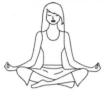

注意它

你注意到了什么？给你在运用觉察当下时观察到的物品、食物、地点、人物、事件或者情绪命名：

_____

_____

描述它

描述你注意到的尽可能多的细节（比如，你注意到了什么颜色、质地、味道、温度、感觉、气味和 / 或人？）。记住，不要做任何评判或者解释，只是描述有什么就可以了：

_____

_____

_____

_____

_____

体验它

你停留在当下有怎样的感觉？

_____

_____

　记住：当你留意到一个分心的想法或评判时，可轻轻地把自己带回到当下。

表单 6.1：觉察练习监测

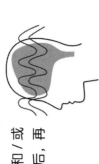

觉察当下和非评判觉察都是你可以自己练习的技术。这个表单可以用来记录你这周进行的觉察当下和／或非评判觉察练习。首先，确认你正在体验的感受并用 0—8 分评定它的强烈程度。在你完成这个觉察活动后，再次评定你的情绪，并写下你对这项活动的任何评论。

日期	你正在感受什么情绪？	觉察之前的评分（0—8分）	练习觉察当下或非评判觉察了吗？	觉察之后的评分（0—8分）	想法、评论或阻碍
			是/否		
			是/否		
			是/否		
			是/否		
			是/否		
			是/否		
			是/否		
			是/否		

非常强 8 7
强 6 5
中等 4 3
轻微 2 1
没有 0

工作表 6.2：情绪故事

　　写一个发生在你身上的某个情境的简短故事。在该情境下，你感受到了一种强烈的情绪。如果可能，它应该是个人的，是关于你的生活的；但如果不是，讲述你认识的其他人的故事也可以。在可能的情况下，使用第一人称"我"进行陈述，并用表达感受的词描述发生的事情。写这个故事时，你可能会感受到强烈的情绪，但这没关系。我们将使用这个任务来帮助你觉察这样一个故事带给你的情绪。

　　在写这个情绪故事时，你觉察到了哪些情绪呢？将它们列在下方：

　　对于这些感受，你有过负面反应吗？比如，转移自己的注意力、回避或者想要逃离你的感受。如果有，将它们列在下方：

表单 6.2: 情绪前中后三阶段追踪表

　　每周，你都需要追踪记录你的情绪体验的前、中、后三个阶段。为了改变你的情绪体验，你需要了解可能出现的模式（例如，是什么触发了你的情绪体验，或者你的情绪体验导致了什么结果），这很重要。这个表单会帮助你了解这些模式。通过坚持记录这些表单并在日后经常回顾它们，你会发现，改变模式中的一个成分会带动一切都发生了改变。

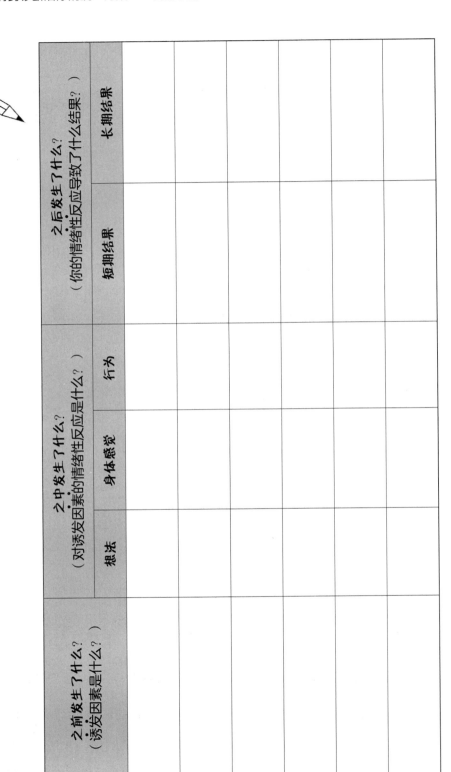

之前发生了什么？ （诱发因素是什么？）	之中发生了什么？ （对诱发因素的情绪性反应是什么？）			之后发生了什么？ （你的情绪性反应导致了什么结果？）	
	想法	身体感觉	行为	短期结果	长期结果

目标

- 回顾你目前在本治疗项目中所学到的技术。
- 创建表单 7.1：情绪性行为表，用它帮助你决定在接下来的治疗中将聚焦于哪个情绪性行为。
- 了解当你开始情境性情绪暴露时，会发生什么。
- 创建一个情绪梯子，用来分解产生强烈情绪的情境。

回顾你的技术

到目前为止，在本治疗项目中，你已经花了很多时间认识不同的情绪以及情绪让你感受到、想到和做的事情。现在，你可能已经在觉察你的情绪体验方面成了专家。你可能还非常清楚你的情绪要你做的事情（情绪性行为）。对于许多青少年而言，更多地意识到自己的情绪性行为足以让他们开始考虑采取与情绪性行为相反的行为。在本书第 3 章中，你已经通过行为实验开始练习采取与你的情绪性行为相反的行为了。你已经了解到，即使在你不情愿的时候，做一些令人愉悦的活动也能够帮助你改善情绪。在本章，通过接近而不是回避让我们感到非常难过、害怕、担心或沮丧的情境，我们将继续练习采取与情绪性行为相反的行为。这种新型行为实验叫作情境性情绪暴露，我们将在接下来的内容中解释这个术语的意思。

现在，让我们先一起回想一下到目前为止你所学到的全部技术。在你回顾这些技术时，想想哪些技术曾对你非常有用。

1. **识别你的情绪**：在第 2 章，你了解到情绪是正常的、自然的和必需的。情绪不是坏的或危险的，尽管它们可能让人感觉如此。我们产生情绪是有原因的，体验情绪是人生的一部分，因此摆脱情绪不是办法。到目前为止，你也许已经能够识别你体验到的情绪了，包括情绪体验的三成分和与情绪相关的前中后三阶段。这些都可以派上用场，所以不要忘记了。

2. **相反的行为**：在第 3 章，你了解了"相反的行为"的概念，它的意思是关注你的情绪性行为在告诉你做什么，但是做与之相反的事情。你学习了不同情绪的相反的行为，接着练习了行为实验，尽管你并不情愿，但还是有意地选择了做与伤心情绪相反的愉悦活动。像这样的行为实验很重要，因为它能让我们明白，改变我们在情境中的行动并且不再采取情绪性行为实际上可以改变我们的情绪体验。在第 4 章，你再一次练习了相反的行为，在带来强烈身体感觉的情境中什么也不做，可以减少那些身体感觉的强度。

3. **识别你的自动解释**：人的大脑会自然地关注某一情境中的某些方面，并且为这些方面赋予意义。这会促使你快速地解读你身边的世界，从而对情境立刻做出反应。这种不用思考就能解释特定情境的过程被称为自动解释。你的自动解释有时准确，有时不准确。实际上，几乎所有特定情境常常有好几种可能的解释（或者不同的思考方式）。如果你的自动解释是不准确的或者是无益的，可以重新评估它们，看看还有什么其他的解释是真实的。

4. **侦探思维**：一旦你有能力识别你的解释并且评估你是否掉入了思维陷阱，

接下来就要学习帮助自己跳出这些陷阱的技术。这包括收集证据来评估你的解释是否现实。侦探思维是一种可以帮助你这么做的技术。

5. **问题解决**：就如同你会掉入思维陷阱一样，做选择时，你也有可能感觉被卡住。使用问题解决步骤可以帮助你发现你有哪些选项，以及你所选择的选项是否真的是你想要使用的。

6. **觉察当下**：觉察当下的意思是全身心地投入"此时此刻"，而不是将来（还没有发生的）或过去（我们不能改变的）。在练习觉察当下时，你需要使用所有的感官注意身边的事物和你的内心，描述你观察到的一切，让自己充分体验"此时此刻"。

7. **非评判觉察**：非评判觉察是觉察当下的一种方式，即心怀善意和接纳地觉察我们内心和身边发生的事。我们不希望将我们的感受评判为对或错、好或坏，而应像对待朋友一样，用共情和理解的态度去靠近我们的体验。

现在，你的工具箱里已经有了以上技术，只要你有需要，就可以随时使用它们。如果你对其中任何一种技术仍感到困惑，或不想使用它们，那么你需要重读之前的一些章节，并和你的治疗师探讨一下应在何时以及怎样使用这些技术。现在是回顾技术的好时机。你的治疗师还将帮助你在本章即将开始的暴露中使用其中一些技术。

你的情绪性行为表

现在，你将与治疗师一起创建情绪性行为表（表单 7.1）。到目前为止，你可能已经对引起你强烈情绪的情境以及这些情绪让你做出的行为有了很好的了解。在你与治疗师制作这个表单时，你可能会发现你在治疗开始时的大部分情绪性行为已经被更有帮助的行为所代替。这非常棒！如果你还有很多情绪性行为需要处理，也没有关系。有些青少年列出的项目集中在某种情绪上，例如焦虑，而其他青少年的表单中的项目可能涉及一系列不同情绪。你需要与你的治疗师一起工作，确保这张表单包括了让你产生不舒服情绪的全部事情和情境，以及当你感到不舒服时做出的行为。制作这张表单的过程可能不是很有趣，因为它可能会提醒你还需要努力！但这个表单在当下对你非常有帮助，它可以让你和治疗师知道接下来应该着手进行哪些情境性情绪暴露。

在你与治疗师制作表单 7.1：情绪性行为表时，记住以下几点可能会有帮助。

■ **具体一点。** 就像在第 1 章制定你的 SMART 目标一样，对于让你感到沮丧、紧张或伤心的情境，描述得具体一些非常重要。举例来讲，"去见心理治疗师以回避在体育课上跑步"就比"回避体育课"具体很多。

■ **聚焦在行为上。** 因为行为实验是指你在引发强烈情绪的情境中做出一些不一样的行为，所以要具体描述你的行为。举例来讲，"当我对细菌感到担心时，我就洗手"就比"担心细菌"好一点。

■ **思考你想解决什么问题。** 你的治疗目标可能与父母或朋友的期待不同。当你制作情绪性行为表时，请思考什么对你而言最重要以及什么样的情境最困扰你。

你可以先在一张白纸或草稿纸上进行头脑风暴，列出可诱发强烈情绪的情境或事情，以及你在回应那些诱发因素时通常使用的情绪性行为。当你想到了一些不同事项时，可以给你在每一个事项上体验到的情绪强度打分。按照情绪强度的顺序在情绪性行为表上写下每一个事项，把情绪评分最低的写在最下面，把情绪评分最高的写在最上面。对于一些青少年而言，参考一个完整的情绪性行为表的样表是有帮助的。因此，我们在图 7.1 中提供了一个样表，也许你可以由此了解一下青少年通常会在他们的情绪性行为表中列些什么。

　　使用这个表单来识别和描述引起你强烈情绪的情境，以及你在情境中使用的情绪性行为。使用下面的情绪温度计，给你在每个情境中体验到的不舒服情绪评分。在制作这个表单时，请思考你在治疗中希望改变的行为，例如，回避、逃跑或其他不受欢迎的行为（比如攻击）等。随着治疗时间的推移，你可以使用最后一列（你有解决它吗？）来看看这段时间你在这些行为上有多少进步？

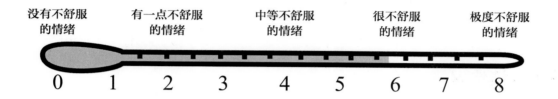

情境	情绪性行为	情绪（0—8分）	你有解决它吗？（有 / 没有）
演讲	回避	7	
在学校吃午餐	独自坐着回避人群	6	
给不太熟的人打电话，邀请他们出去玩	回避	6	
我的祖父母来做客	回避，待在我的卧室里	5	
对数学作业感到沮丧	拖延	4	
去公园（可能会看到蛇）	远离草地	4	
因某事与我的朋友产生分歧	不再表达我的观点	3	
步行去上第一堂课	绕远路，这样可以不用跟任何人讲话	3	
需要跟店员和服务员对话	不做眼神接触	3	
电影或电视节目中出现分手镜头	回避，看向其他地方	2	

图 7.1

情绪性行为表的完成示例

家庭练习

本周使用表单 7.2：情绪前中后三阶段追踪表，继续追踪你的情绪体验。本周至少尝试一次去注意强烈情绪驱动你做出的行为，并且练习采取相反的行为或不同的、更有益的行为。一定要追踪在表单 7.2 中记录的事情。做这个家庭练习有助于你为从下一次会谈开始的情境性情绪暴露做好准备。

情境性情绪暴露

在本治疗项目的这个部分，你开始进入或经历会带来情绪的、你原本会回避的情境，此时将运用你所学习到的所有技术。这被称为**情境性情绪暴露**。当你开始进行情境性情绪暴露时，你可能想知道为什么要故意做一些事情来让自己体验焦虑、伤心或愤怒等强烈情绪。你的问题不正是因为你经历了太多这样的情绪吗？现在，你也许开始发现，推开你的情绪或回避让你感到强烈情绪的情境可能在短期内让你感觉良好，但从长期来看，这些策略并不能消除情绪，而且它们经常造成其他问题。让我们看看为什么会发生这种情况。

从图 7.2 中可以看出，情绪水平在开始时上升得较慢，之后会迅速加速。如果你非常害怕狗，当你走在大街上，突然有条狗开始靠近你时，你可能会有类似的体验。黑色垂直线代表的是你选择远离诱发你情绪体验的事物的那一刻，例如，转身跑开。注意，当你回避情境时，你的情绪水平迅速降低。因此，这似乎是一个好主意，对吗？如果回忆你在第 2 章学到的**回避循环**，你应该记得回避通常不是一种非常有效的情绪管理策略。

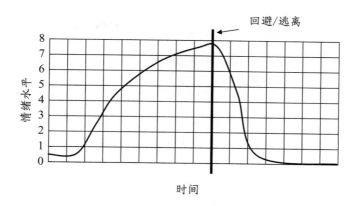

图 7.2

情绪曲线：回避 / 逃离

让我们再看下一张图（图 7.3），看看如果你没有回避或逃离狗或其他诱发你不适情绪的事物，会发生什么事情。图 7.3 显示了如果你不回避或逃离引发强烈情绪的诱发因素或情境，通常会发生什么。你将注意到，尽管你的情绪水平不会迅速下降，但它确实在降低，并且随着时间的推移变得不那么强烈了。通过允许不舒服的情绪存在，不去回避诱发情绪的因素，也不去做一些事情来降低情绪，你的不舒服情绪将逐渐变得不那么强烈。这被称为**习惯化**。

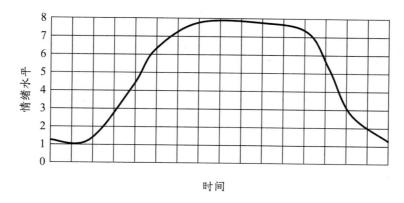

图 7.3

情绪曲线：习惯化

你需要知道，在第一次暴露时，你的强烈情绪可能不会完全消失或退回到"0"。一些青少年在初次做暴露时，甚至可能没有注意到情绪的平复，他们可能需要暴露几次后才开始感觉好一些。让我们看看当你练习待在情境里或随着时间的推移始终与情绪待在一起时，会发生什么。

如图 7.4 所示，练习时，你越是待在情境里或与情绪待在一起，你的情绪就会变得越发不强烈并且持续的时间更短。回到狗的例子上，你越是待在狗的旁边，并且不试图逃离或躲避它，你的恐惧就越会随着时间的推移而减少。

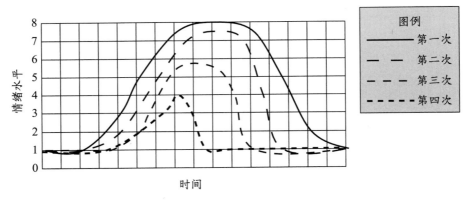

图 7.4

情绪曲线：伴随练习的习惯化

不舒服的身体感觉会在暴露过程中减少，但这并不是情境性情绪暴露中唯一重要的，甚至不是最重要的！你还将明白，你以为会发生的坏结果通常不会发生，或者它并没有你想象的那么危险或令人不快。然后，下一次在遇到同样或相似的情境时，你可以提醒自己，你已经学习了新的知识和体验。除了对情境中会发生什么有了新的认识外，你还可能变得更加自信，相信自己有能力忍耐极度不舒服的情绪，而不用做出任何行动去摆脱情绪。随着你越发自信，情绪的困扰程度和困扰时间会越来越少。

迄今为止，我们讨论过的大部分暴露练习只涉及接近（相对于远离或回避）一些情境和事物。有些时候，你的治疗师可能会让你做一个伴有被称为**反应阻止**的暴露，它给暴露过程增加了一个小变化。当我们因一种带有强烈情绪、又不会轻易消失的想法（例如，你手上有脏东西这个想法）而做出情绪性行为（例如，反复洗手）时，反应阻止是非常有帮助的。在进行反应阻止时，治疗师可能会要求你觉察这种引发情绪的想法，同时阻止自己做出情绪性行为。当你阻止自己做出情绪性行为时，随着时间的推移或练习的持续，你的痛苦会减少，这和典型的情绪暴露的工作方式很相似！

当你开始进行暴露练习时，你可能会经历与那些情绪图相似的模式。在治疗师的帮助下，当你第一次让自己体验了一直回避的情境或情绪时，你可能会经历强烈的情绪体验并且可能想采取情绪性行为。这是完全正常的，也是可以出现的。尝试使用觉察当下和非评判觉察技术体验你的情绪，并且不做任何试图摆脱情绪的行为。注意你可能想使用的任何**安全行为**，比如从情绪或情境中分散自己的注意力，只在有人陪伴时才进入情境，或必须携带药物或水之类的让你感觉好一点的东西。使用这些安全行为会阻止你完全体验你的情绪，也可能让你觉得你就是因为使用了安全行为才会感到没事。

为你的情境性情绪暴露制作一个情绪梯子

当你开始做情境性情绪暴露时，你和治疗师可以从你的情绪性行为表中获取一些对暴露有帮助的与情境或事物有关的想法，并且将它们分解成小一点的且可实现的步骤。举例来讲，如果你的一个情绪性行为是"回避在课堂上当众演讲"，那么一开始就立刻站起来演讲可能太困难了，而且就算你觉得自己准备好了，你也不可能总有机会这么做。对于这样的任务，把它分解成一系列小步骤可能会有帮助，这样你可以逐渐改变表单中的情绪性行为。在上面的例子里，可以将演讲分解成以下小步骤：

1. 在父母面前发表一段准备好的、简短的 2 分钟演讲

2. 周末时，在所有家人面前发表一段准备好的、简短的 2 分钟演讲

3. 在两个好朋友面前发表一段准备好的、简短的 2 分钟演讲

4. 在弟弟的朋友们面前发表一段简短的 2 分钟演讲

5. 在课堂上发表演讲

　　使用表单 7.3：我的情绪梯子，把你的情绪性行为表中的下一个任务分解成至少三四个具体的、可实现的步骤。把较容易的步骤写在梯子的底部，这样当你向上攀登时，任务会变得越来越难。你可能还需要计划好在完成每一步后给自己一个奖励。直面你一直回避的情绪是很难的，而奖励可以激励你去做较难的事情。你的奖励可以是一份特别的甜点或更多的玩电子游戏的时间等。

家庭练习

　　在本章的每次会谈中，你都应该继续与治疗师合作找出你希望在家庭练习中完成的一种暴露。每次做会谈中的暴露和家庭练习中的暴露时，你都应该填写情绪性行为表，这样你就能让自己暴露在越来越强烈的情绪中，同时不做出困扰你的情绪性行为。使用表单 7.2：情绪前中后三阶段追踪表来继续追踪每次暴露。

　　记住，这是一个循序渐进的过程，肯定不容易。如果暴露比你想象的还要困难，或者在完成了好几次同样的暴露后强烈的情绪并没有减少，请尽量不要感到气馁。如果你感到暴露太简单或太困难，记得跟你的治疗师聊一聊。

　　还要记着回顾你已经学习过的技术！如果你注意到在暴露开始前，你有了无效或不准确的自动思维，就试着运用侦探思维。如果你在做暴露时注意到自己试图从情绪或情境中分心，就练习使用觉察当下技术。如果暴露没有按你计划的取得进展，或者你仍持续体验到强烈的情绪，就试着使用非评判觉察技术，友善并富有同情心地对待自己。

表单 7.1：情绪性行为表

　　使用这个表单来识别和描述引起你强烈情绪的情境，以及你在情境中使用的情绪性行为。使用下面的情绪温度计，给你在每个情境中体验到的不舒服情绪评分。在制作这个表单时，请思考你在治疗中希望改变的行为，例如，回避、逃跑或其他不受欢迎的行为（比如攻击）等。随着治疗实践的推移，你可以使用最后一列（你有解决它吗？）来看看这段时间你在这些行为上有多少进步？

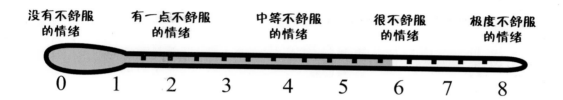

情境	情绪性行为	情绪 （0—8 分）	你有解决它吗？ （有 / 没有）

表单 7.2：情绪前中后三阶段追踪表

每周，你都需要追踪记录你的情绪体验的前、中、后三个阶段。为了改变你的情绪体验，你需要了解可能出现的模式（例如，是什么触发了你的情绪体验，或者你的情绪体验导致了什么结果），这很重要。这个表单会帮助你了解这些模式。通过坚持记录这些表单并在日后经常回顾它们，你会发现，改变模式中的一个成分会带动一切都发生了改变。

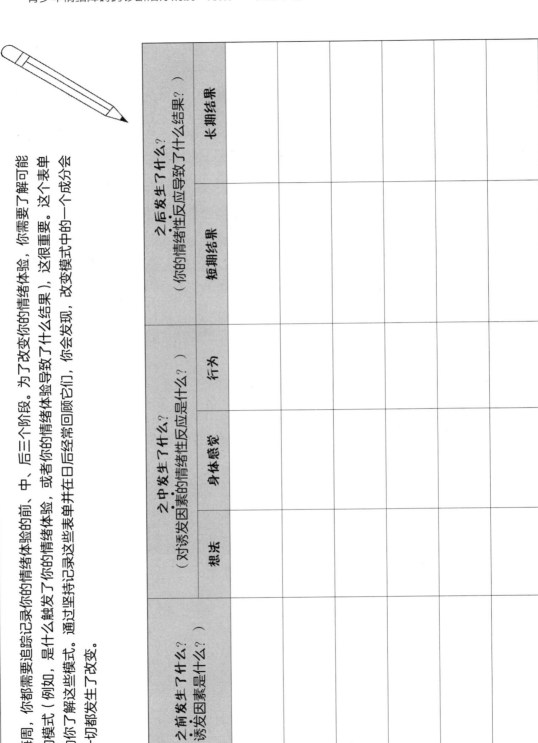

之前发生了什么？ （诱发因素是什么？）	之中发生了什么？ （对诱发因素的情绪性反应是什么？）			之后发生了什么？ （你的情绪性反应导致了什么结果？）	
	想法	身体感觉	行为	短期结果	长期结果

表单 7.3：我的情绪梯子

目标：_____
_____

一次只登一级：

奖励：

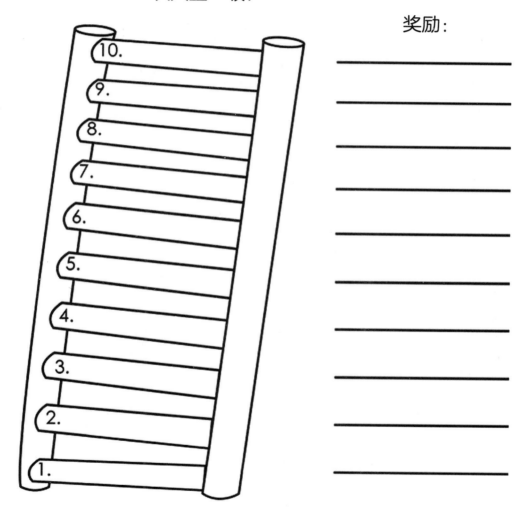

- 回顾你在治疗中学习和练习的技术。
- 庆祝你在治疗过程中的收获。
- 为将来应对困难或强烈的情绪制订计划。

回顾你在治疗中学习和练习的技术

回想你在治疗中与治疗师的第一次会谈，并且尽可能记住当时你的感受，哪些情绪是最困扰你的？你使用了哪些情绪性行为？这些行为给你造成了怎样的麻烦？如果你能回想起来，再想想你当时对开始治疗有怎样的想法。尽管一些青少年对开始治疗充满热情，但也有一些青少年怀疑治疗是否对他们有用，甚至认为这会浪费他们的时间，或对情况好转不抱希望。

接下来，想想你现在的感受如何。因为治疗，你的情绪和情绪性行为改变了吗？现在的你和当初的你相比，有什么不同？你对将来有怎样的感受？

如果你注意到了自己的情绪和情绪性行为发生的变化，很有可能是因为你在治疗过程中使用了你学到的新技术。使用工作表 8.1：我所知道的技术及其使用方式，花一点时间对照着它来回顾一下你在本书的每一章中学到的技术。对于你不太记得或感到困惑的技术，你可以在最后的会谈时询问治疗师。你也许想复习一下本书前面的一些章节，回顾你在前面学习过但最近没怎么练习的技术。你也可以询问治疗师，看看他认为练习哪些技术对你的未来很重要！

重温每一章的技术清单，并且思考一下你觉得哪个技术或哪些技术对你而言最重要、最有用。花些时间把它们写下来，然后制订一个计划，考虑将来如何在生活中继续使用这些技术。

庆祝你在治疗过程中的收获

治疗进行到现在，你已经学习了关于情绪以及如何应对强烈情绪体验的许多内容。如今，你已经使用在治疗中学到的技术改变了你日常处理情绪的方式。重要的是要认可并表扬自己为做出这些改变付出了很大的努力。在会谈中，治疗师将帮助你回顾你的首要问题在治疗过程中发生的变化，以及情绪性行为表上情绪评分的变化。在你与治疗师查看这些评分时，想想自己取得的所有进步。也许在治疗开始时曾让你感到不知所措的问题现在已经变得可控了，甚至完全消失了。现在面对某些情境时，你也不再需要采用情绪性行为了。看着你的首要问题评分，想一想这些改变是什么时候发生的——是在你开始使用某一种特定的技术之后吗？用这种方式思考可以帮助你和你的治疗师一起找出哪些技术对解决哪些问题最有帮助。

你还需要知道，大部分青少年在结束治疗时仍存在一些没有解决的问题，或者他们还有难以处理的强烈情绪。如果你也如此，这是很正常的，不必感到灰心。在接下来的内容里，你将学习如何制订一个计划，以便在将来继续应对那些会产生强烈情绪的情境，而不采用会给你带来麻烦的情绪性行为。

将工作表 8.2：盘点我所获得的所有成就当作指南，回想你在治疗过程中获得的重要经验，哪些技术、活动或暴露练习最大程度地改变了你的思考方式，以及你应对不舒服的、强烈的情绪体验的方式。在治疗师的帮助下，记住你的经历，并且认可自己在治疗中获得的成就。

为将来制订计划

如同我们在治疗过程中多次提到的，情绪是人的体验中正常的、自然的并且无害的部分。这意味着每个人都会体验到情绪，而且如果我们没有处在真正危险的情境里，就算是最不舒服和最难受的情绪体验，也不会伤害到我们。这还意味着你将来可能仍会体验到焦虑、悲痛、愤怒或其他强烈的情绪，尤其是在充满压力的时间段（例如，考试期间；跟朋友相处有困难时；或者是在你的生活中发生了重大变化，甚至是良好变化的时候）。如果你真的又开始体验到更多强烈和不适的情绪了，那么你要知道，这并不总是意味着你需要重新接受治疗。更准确地说，那将是一个极好的机会，你可以拿出这本自助手册，提醒自己运用在治疗中学到的技术。

既然像焦虑、伤心和生气等强烈和不舒服的情绪体验更容易在有压力时发生，那么在这些时间使用你在治疗过程中努力学习和实践的技术就尤为重要了。到目前为止，你很可能已经成了理解和处理自己情绪体验的专家，并且已经准备好成为自己的治疗师了！成为自己的治疗师需要：（1）注意你在何时会体验到一种强烈或难受的情绪；（2）确定可能会有帮助作用的技术；（3）制订计划来使用它们。使用工作表 8.3：成为我自己的治疗师！与你的治疗师一起开始为将来做计划。在填写这个工作表时，想想仍会诱发你强烈或难受情绪的情境，以及如何运用你掌握的技术来应对这些具体的情境。

尽管你将不再进行治疗会谈或定期见治疗师，但是你仍可以继续提升自己处理不适、苦恼和困难情绪的能力。关键是要继续定期练习你的技术，即使你很忙或事情太多，即使你的问题似乎并不大。最终，许多青少年会发现，侦探思维、觉察当下和暴露等技术已经成了他们的第二天性，他们可以迅速且自动地使用这些技术，而不需要仔细思考。你也可以这样，但为了达到目标，你必须继续定期练习。

成为你自己的治疗师还意味着要以"暴露风格"来生活。它指的是在你日复一日的生活中挑战自己去接近带来不适情绪（或大或小）的情境，明白情绪虽然会让你感到不舒服，但情绪体验是生活中正常、自然和无害的一部分。就像你的其他习惯一样，我们想让暴露成为你的一种生活方式。用这种方式思考和练习暴露在刚开始可能比较困难，但只要你持之以恒地练习，你就会掌握其中的窍门。

工作表 8.1：我所知道的技术及其使用方式

下面是对你在本治疗项目的每个模块中学到的一些重要技术的总结。花一些时间阅读对每个技术的总结，并且写下你觉得这些技术最有用的地方。接下来，想想你将来可以如何使用每一个技术，这些技术在哪些特定的时间和地点会特别有帮助？你是否想通过每天的练习使一些技术变成一种习惯？如果你记不清楚某些技术了，可以与治疗师一起再重温一遍。

第 2 章：了解情绪和行为
我学习到的技术：情绪的意义；情绪的三成分；回避的循环和其他情绪性行为
我认为最有帮助的是：
我将如何继续使用这些技术：

第 3 章：情绪聚焦的行为实验
我学习到的技术：采取与我的情绪性行为相反的行为；如何进行一种聚焦于情绪的行为实验；情绪和活动之间的联系
我认为最有帮助的是：
我将如何继续使用这些技术：

第 4 章：觉察身体感觉
我学习到的技术：不同情绪的身体线索；身体扫描；通过感觉暴露与不舒服的身体感觉待在一起
我认为最有帮助的是：

我将如何继续使用这些技术：

第 5 章：让你的思维灵活起来
我学习到的技术：思维陷阱；侦探思维；问题解决
我认为最有帮助的是：
我将如何继续使用这些技术：

第 6 章：觉察情绪体验
我学习到的技术：觉察当下（注意它、描述它、体验它）；非评判觉察
我认为最有帮助的是：
我将如何继续使用这些技术：

第 7 章：情境性情绪暴露
我学习到的技术：识别对我而言是问题的情绪性行为；为什么情境性情绪暴露会有效果；如何进行情境性情绪暴露
我认为最有帮助的是：
我将如何继续使用这些技术：

工作表 8.2：盘点我所获得的所有成就

1. 在治疗中，你做的最困难的事情是什么？你是如何熬过来的？

_____

_____

_____

_____

2. 你有没有发现自己现在会对强烈情绪做出不同的反应？如果有，不同之处是什么？

_____

_____

_____

_____

_____

3. 对于其他因强烈情绪体验而感到困难重重的同龄人，你会跟他们说什么？

_____

_____

_____

_____

4. 你现在可以做哪些之前无法做到的事情？未来你还希望自己能做到什么？

_____

_____

_____

_____

_____

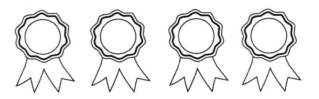

工作表 8.3：成为我自己的治疗师！

1. 仍然让你感到困难的事情或情境是什么？

_____

_____

_____

_____

2. 你认为你会如何应对这些挑战？

_____

_____

_____

_____

3. 为了维持你的进步并且继续朝你的目标努力，你在接下来的4周里将练习哪些具体的技术？

（1）_____

（2）_____

（3）_____

（4）_____

（5）_____

（6）_____

（7）_____

作者介绍

吉尔·埃伦赖希 – 梅（Jill Ehrenreich-May） 博士，美国迈阿密大学儿童与青少年情绪和焦虑治疗项目负责人、心理学系儿童部门副教授。除了开发与评估青少年焦虑和抑郁障碍的循证疗法外，她还致力于临床培训以及在对儿童有影响的环境中传播和实施"有效的疗法"。她当前的研究得到了美国国家精神卫生研究所和儿童信托基金的资助。

萨拉·M.肯尼迪（Sarah M. Kennedy）博士，美国科罗拉多儿童医院的博士后，在医院提供临床服务，她主要对青少年情绪障碍的评估和治疗的跨诊断方法进行研究。她在儿童和青少年情绪障碍的病因学和治疗方面发表了许多图书章节和文章。

杰米·A. 舍曼（Jamie A. Sherman）理学硕士，美国迈阿密大学儿童临床心理学项目的博士候选人，她对有焦虑和心境问题的青少年提供"有效的疗法"感兴趣。她的研究集中在对儿童心境和焦虑障碍的

循证疗法的开发和评估上。

香农·M.贝尼特（Shannon M. Bennett）博士，美国威尔康奈尔医学院临床精神病学部心理学助理教授，也是儿童和青少年精神病学部心理学系主任。她是威尔康奈尔医学院儿童强迫症、焦虑和抽动障碍项目的副主任，还是纽约长老会医院青少年焦虑中心的临床主任。她目前在主持一项针对有焦虑和相关障碍的儿童、青少年和青年的研究和临床项目。

戴维·H. 巴洛（David H. Barlow）博士，美国职业心理学委员会委员，美国波士顿大学精神医学和心理学荣誉退休教授，也是焦虑及相关障碍治疗中心的创始人和主任，目前已退休。他曾多次获奖，发表过 600 余篇文章和图书章节，出版了 80 余本书。他的研究已经连续 45 年得到美国国家卫生研究所资助。他是牛津大学出版社"有效的疗法"系列治疗师指南和来访者自助手册的主编。